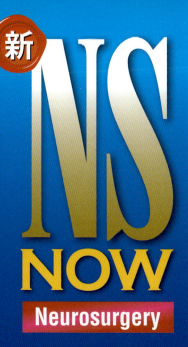
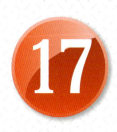

脳動脈瘤
専門医になるための基本ポイント

■担当編集委員
菊田健一郎
福井大学医学部
脳脊髄神経外科教授

■編集委員
森田明夫
日本医科大学
大学院研究科長

伊達 勲
岡山大学大学院医歯薬学総合研究科
脳神経外科学教授

菊田健一郎
福井大学医学部
脳脊髄神経外科教授

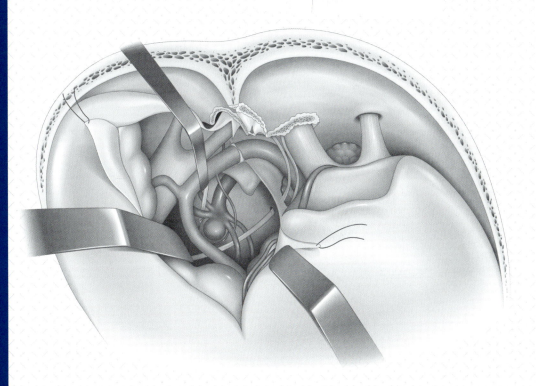

MEDICAL VIEW

本書では，厳密な指示・副作用・投薬スケジュール等について記載されていますが，これらは変更される可能性があります。本書で言及されている薬品については，製品に添付されている製造者による情報を十分にご参照ください。

NS NOW Updated No.17
Essential points in surgery for brain aneurysm
(ISBN978-4-7583-1840-2 C3347)

Editor: Kenichiro Kikuta

2019. 4. 30 1st ed

©MEDICAL VIEW, 2019
Printed and Bound in Japan

Medical View Co., Ltd.
2-30 Ichigayahonmuracho, Shinjyukuku, Tokyo, 162-0845, Japan
E-mail　ed @ medicalview.co.jp

序　文

　　コイル塞栓術がまだ登場していなかった私たちが研修医時代は，脳神経外科医のメインの仕事はくも膜下出血の脳動脈瘤クリッピング術であった。この手術は手術の腕の差がはっきり予後の差として出る上，手技料も高く，しかも腕の良い外科医であれば2〜3時間で終わってもらえる研修医にとって嬉しい疾患であった。脳動脈瘤クリッピング術こそが一人前の脳神経外科医の象徴であり憧れであった。しかも，くも膜下出血は手術の腕も大切であったが，術後管理も重要な仕事であった。研修医にはスパズムを乗り切るという重要な任務が与えられ，カテコラミンや輸液で血圧とCVPを操作し，脳室や脳槽ドレナージ駆使して，患者の脳循環と脳圧をコントロールする術を身につけていった。毎日スパズムがいつ来るかと身構えながら過ごし，いざスパズムが生じたらPTAやパパベリン動注療法などに出撃し，血管内治療の初期教育を受けることもできた。うまくスパズム期を乗り切ると，研修医には水頭症に対するVPシャントや外減圧後の頭蓋形成術の手術の執刀チャンスが与えられ，バイポーラーの使い方や脳室穿刺など基本的外科技術を磨くことができた。そして，脳神経外科専門医試験に8月に合格すると，ご褒美として9月に破裂瘤のクリッピング術が部長より当てられた。初クリッピングの時には，仲間が手術室に集合し見守ってくれた。手術後は寿司屋で盛大な祝賀会が開催され，みんなで初クリッピングをお祝いしてくれた。この日初めて脳神経外科医として一人前になれた気がした。

　　このように脳動脈瘤の手術は我々脳神経外科医に技術的にも精神的にも多くのものを与えてくれる手術教育の根幹であり，成長に必須のものといえる。また，脳動脈瘤手術は先人たちが絶え間なく技術革新し，我が国が世界を牽引しトップランナーであった。

　　しかし，時代は様変わりした。大多数の動脈瘤が血管内治療で治療されるようになり，クリップは血管内治療で治療困難な動脈瘤に対するオプションとする時代となった。BA topの動脈瘤のクリッピング術などは治療をしたことはおろか，実際に見たことがない脳神経外科医も増えてきた。二刀流といっても自分に当たる症例を半分に分割して修練していくため，日本のように医療施設が多く症例集積がなされない国では，直達術のラーニングカーブの立ち上がりは昔よりさらに遅いものになっていると思う。我が国の次世代の脳動脈瘤の直達術者は，良い技術の良い外科医という意味では減少はおろか絶滅寸前と思われる。

　　中国では一人の脳神経外科医が一種類の手術しか行わず，症例を集中させるシステムがある。そのため一人当たりの症例数は日本の十倍はある。彼らは，世界中から有名な外科医を招いて技術を学び，豊富な症例で猛烈なスピードでそれを習得している。

　　普通にやっていては彼らに勝つことは困難である。個人的には，もはや次世代の直達術者は，これまでのように自然発生的に出てくるのを待っているのでは難しいと感じている。才能がありそうな若手を選んで，その人に直達術に専念するよう決めさせ，さらに症例を集中して育てなけ

ればならない時代に入ったと思う。さらに言うと，直達術を育てるためのハイボリュームセンターも必要と思われる。

　この「新NS NOW No.17」は，我が国を代表する脳動脈瘤手術のハイボリュームセンターで，若手脳神経外科医の育成にも力を注いでいらっしゃるエキスパートの皆様に執筆いただいた。ご多忙の中，かくも充実した内容の原稿を賜りましたことに心より御礼申し上げる。全体を見渡すと，これまで我が国が牽引してきた脳動脈瘤手術に関する技術的留意点があまねく記載されており，各先生の情熱を感じさせる。この教科書は脳動脈瘤の直達術者の最後の生き残り世代から，次世代の若手直達術者に送るエールとも言える。手術技術の伝承に少しでもお役にたてば編者としてこれに勝る喜びはない。

2019年3月

福井大学医学部脳脊髄神経外科教授

菊田健一郎

執筆者一覧

■ 担当編集委員

菊田 健一郎　　福井大学医学部脳脊髄神経外科教授

■ 執筆者(掲載順)

水成　隆之	日本医科大学千葉北総病院脳神経外科教授
中山　若樹	北海道大学大学院医学研究院脳神経外科講師
波出石　弘	亀田総合病院脳神経外科主任部長
吉岡　秀幸	山梨大学大学院医学工学総合研究部脳神経外科学部内講師
木内　博之	山梨大学大学院医学工学総合研究部脳神経外科教授
髙木　康志	徳島大学医学部脳神経外科教授
瀧澤　克己	旭川赤十字病院脳神経外科部長
森　健太郎	防衛医科大学校脳神経外科学教授
幸治　孝裕	岩手医科大学脳神経外科
小笠原邦昭	岩手医科大学脳神経外科教授
堀内　哲吉	信州大学医学部脳神経外科准教授
本郷　一博	信州大学医学部脳神経外科教授
井上　智弘	NTT東日本関東病院脳神経外科部長
伊達　勲	岡山大学大学院医歯薬学総合研究科脳神経外科教授
菱川　朋人	岡山大学大学院医歯薬学総合研究科脳神経外科講師
吉川雄一郎	埼玉医科大学国際医療センター脳卒中外科准教授
栗田　浩樹	埼玉医科大学国際医療センター脳卒中外科教授
菊池　隆幸	京都大学大学院医学研究科脳神経外科
宮本　享	京都大学大学院医学研究科脳神経外科教授
水谷　徹	昭和大学医学部脳神経外科学講座主任教授
太田　仲郎	札幌禎心会病院脳神経外科副部長
谷川　緑野	札幌禎心会病院脳卒中センターセンター長
出雲　剛	長崎大学大学院医歯薬総合研究科展開医療脳科学講座脳神経外科学講師

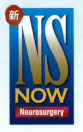

脳動脈瘤
専門医になるための基本ポイント

前交通動脈瘤クリッピング術 （pterional approach / orbitocranial approach）	水成隆之	8
前交通動脈瘤クリッピング術 （Interhemispheric approach）	中山若樹	18
内頚動脈－後交通動脈分岐部瘤のクリッピング術	波出石弘	34
内頚動脈前脈絡叢動脈分岐部および 　内頚動脈分岐部動脈瘤のクリッピング術	吉岡秀幸, ほか	44
中大脳動脈瘤クリッピング術	髙木康志	56
椎骨動脈－後下小脳動脈分岐部（VA-PICA）動脈瘤, 　後下小脳（PICA）動脈瘤クリッピング術	瀧澤克己	66
脳底動脈分岐部動脈瘤, 脳底動脈 　－上小脳動脈分岐部動脈瘤クリッピング術 　（Extradural temporopolar approachを中心に）	森健太郎	78
脳底動脈分岐部動脈瘤, 脳底動脈 　－上小脳動脈分岐部動脈瘤クリッピング術	幸治孝裕, ほか	88

傍鞍部内頚動脈瘤クリッピング術	堀内哲吉，ほか	98
大型中大脳動脈瘤，前大脳動脈瘤の外科的治療	井上智弘	110
大型・巨大内頚動脈瘤の外科的治療	伊達　勲，ほか	116
内頚動脈前壁動脈瘤の外科的治療	吉川雄一郎，ほか	130
大型・巨大高位脳底動脈瘤の外科的治療	菊池隆幸，ほか	142
大型・巨大椎骨動脈瘤の外科的治療	水谷　徹	148
解離性椎骨動脈瘤の外科的治療	太田仲郎，ほか	158

シリーズ わたしの手術記載

①増大傾向を示した未破裂内頚動脈瘤	出雲　剛	170
②血栓化した巨大右内頚動脈瘤	波出石弘	172

前交通動脈瘤クリッピング術（pterional approach / orbitocranial approach）

日本医科大学千葉北総病院脳神経外科　水成隆之

Summary

前交通動脈瘤のクリッピングに際して用いられるアプローチ法としては，interhemispheric approachとともにpterional approachがあげられる。Pterional approachは他の動脈瘤手術においても頻繁に使われるアプローチである。Pterional approach，およびこのアプローチを少しmodifyしたorbitocranial approachの利点と欠点，適応と限界，その実際について述べる。

Outline

手術適応
- 高位でなく，大きくなく，ドームが上前方から前方，下方向きの前交通動脈瘤
- 内頸動脈や中大脳動脈に合併動脈瘤が存在するもの

術前検討
- 動脈瘤の大きさや形状（blebの有無），ドームの発育方向，両側A1やA2との位置関係，A1のdominant side，動脈瘤の蝶形骨平面からの高さ，Acom varianceの有無：DSA（3D-DSA）/3DCTA
- くも膜下出血例では血腫の分布や脳内，脳室内血腫の有無やその部位，水頭症の有無：CT/MRI

手術のステップ
1. 適応の決定（orbitocranial approach）
2. アプローチ側の決定
3. 体位
4. 開頭（orbitocranial approach）
5. 水頭症対策
6. くも膜切開とアプローチ
7. クリップワークと確認
8. 合併症

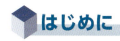
はじめに

■Pterional approachの利点，欠点

前交通動脈瘤のクリッピングに際して用いられるアプローチ法としては，米国同様わが国においても，pterional approachのほうがinterhemispheric approachより広く用いられているのが現状である。これはこのアプローチが最も頻繁に使われるため手慣れていることによると考えられる。Pterional approachの利点としてはこのほかに，interhemispheric approachの欠点『すなわち，interhemispheric fissureを分けていく煩雑さ，前頭洞開放による術後感染や嗅神経損傷による術後嗅覚障害などの合併症』がない，ということが考えられる。さらに，内頸動脈や中大脳動脈に合併する動脈瘤が存在するような場合には，一度の手術で同時に処置しうること，くも膜下出血の急性期手術において，脳槽内のclotを広く洗浄除去しうることなども利点としてあげられる。

欠点としては，上方の術野展開が不十分となりがちであり，前交通動脈（anterior communicating artery：Acom）自体が高位の場合や，動脈瘤が上方や後方へ進展している場合，動脈瘤のサイズが大きい場合などは，クリッピングに際して穿通枝障害などの合併症を起こしやすいことが考えられる。また，前頭葉内脳内血腫や側脳室にcastingするような脳室内血腫を合併しているような急性期くも膜下出血例では，これらを除去することは困難である。

手術手技

1 適応の決定（orbitocranial approach）図1，2，表1

前述したpterional approachの利点，欠点から，このアプローチの最もよい適応となるのは高位でなく，大きくなく，ドームが前下方向きの前交通動脈瘤ということになる。さらに他に内頸動脈や中大脳動脈に合併動脈瘤が存在するもの，急性期くも膜下出血例では前頭葉内や脳室内の大きな血腫を伴わないものが適応となる。動脈瘤のドームが大きくて後方向きのものや巨大動脈瘤はinterhemispheric approachでしか対処できないと思われる。

むろん多少動脈瘤が高位であっても，多少大きく上方向きであってもpterional approachでアプローチできないことはない。しかし，術中にpremature ruptureを起こさず，無理なretractionやクリップワークによる脳挫傷や穿通枝損傷の合併を極力回避するためには，十分に広い安全な術野を得る必要がある。Interhemispheric approachが絶対必要ではなく，少し無理をすればpterional approachで処置することが可能と思われるような高位，上方向き，large sizeの前交通動脈瘤に対して，われわれは無理をすることなく，より広い術野を得るべくorbitocranial approachを用いている。このアプローチでは，pterional approachを少しだけmodifyすることによって，いわゆるfrontbasal approachやinterhemispheric approachに近い術野を得ることができる。

2 アプローチ側の決定 図3

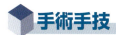

左右どちら側からアプローチするかに関しては，合併脳動脈瘤の存在や血腫の局在によっても変わってくるが，原則的に動脈瘤ドームの発育方向によって決定する。

ドームが前下方向きである場合，特にくも膜下出血急性期例では早期に反対側のA1を確保することが困難な場合もあり，A1の優位側からアプローチするほうが安全である。ただし，未破裂であったり，熟練した術者であればその限りではない。

ドームが上方向きの場合には，A2がより後方に位置する側（Acom complexが開いてい

図1 Selection of approach for Acom. An

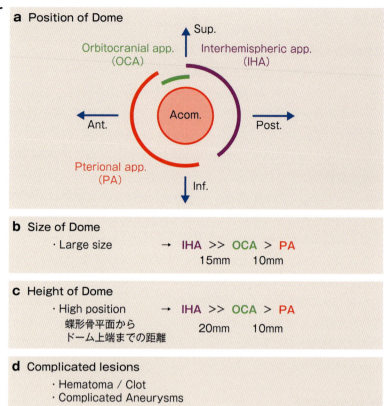

a Position of Dome

b Size of Dome
- Large size → IHA ≫ OCA > PA
　　　　　　　　　15mm　　10mm

c Height of Dome
- High position → IHA ≫ OCA > PA
　蝶形骨平面から　　　20mm　　10mm
　ドーム上端までの距離

d Complicated lesions
- Hematoma / Clot
- Complicated Aneurysms

図2 高位の前交通動脈瘤に対するOrbito-cranial approach（Rt. Orbito-cranial approach）

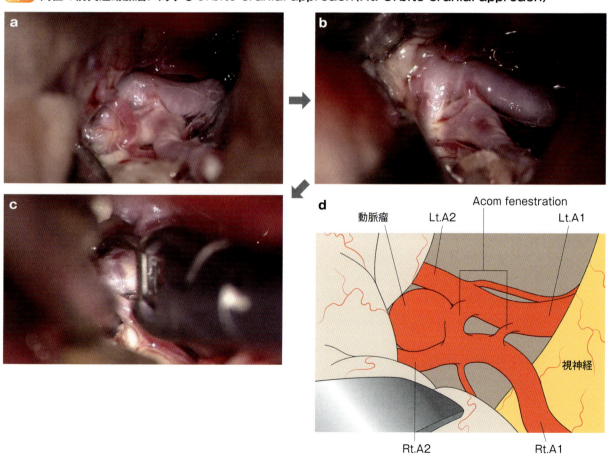

表1 Approach for Acom aneurysm

		PA	OCA	IHA
Easiness		○	△	×
Operative view		×	△	○
Irrigation of Hx.	Sylvian Hx.	○	○	△
	Interhemispheric Hx.	×	△	○
Complication	Infection	○	○	×
	Anosmia	○	○	×

図3 ドームの向きによるアプローチ側の決定／Pterional approach

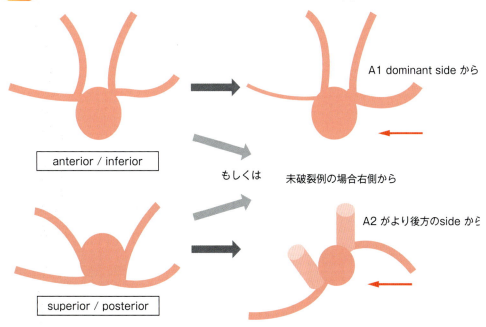

る側）からアプローチするとクリップワークが楽である。

　個人的には，圧倒的に左側からのアプローチが有利である場合を除けば，右利きの術者のマイクロ手術手技の観点からと，万が一の脳挫傷や静脈性脳梗塞などの合併を考えて，原則的に右側からのアプローチを選択している。

dvanced Techniques

上方向きでやや大型の動脈瘤などに対して，意図的にAcom complexが閉じている側からアプローチしてrectal gyrusを吸引除去することによって，Acom後方から分岐するhypothalamic arteryを十分視認しながらクリッピングを行うこともある。

3 体位

　Supine positionにて脳の圧排を最小限とすべくvertex downとし，頭部の対側への回旋は中大脳動脈瘤に対するときよりもより強く，45°かそれ以上にする。手術ベッドは必要に応じて適宜位置変更できるようにしておく。

4 開頭

　骨膜および側頭筋膜は十分に展開させる必要があるが，側頭筋の切開は一部のみで十分である 図4 。

　骨弁形成の際には，なるべく前頭蓋底ぎりぎりに骨切開を行うとともに，できるだけ正中側に向けて骨窓形成を展開することが必要である。これによって，脳べらの自由度が増して，必要に応じて反対側の前頭葉をretractすることができる 図5 。

■Orbitocranial approach

　眼窩上切痕のすぐ外側の前頭骨および眼窩側壁にバーホールを設け，periorbitaを十分に剥離し，硬膜および眼窩内容を傷つけないようにこれらを脳べらにて保護しつつsagittal sawや各種cutterを用いてcutし，骨弁をone pieceにて除去する。この際，眼窩上壁を用手的に骨折させることになるが，できるだけsphenoidal ridg直上にバーホールを設け，眼窩側壁のバーホールと十分に交通させることにより容易に骨折させることができる。眼窩上壁を骨折させることによって重大な合併症は起こっていない。慣れれば，通常のfront-temporary craniotomyよりも約10〜15分余分に時間がかかる程度で開頭できる 図6 。

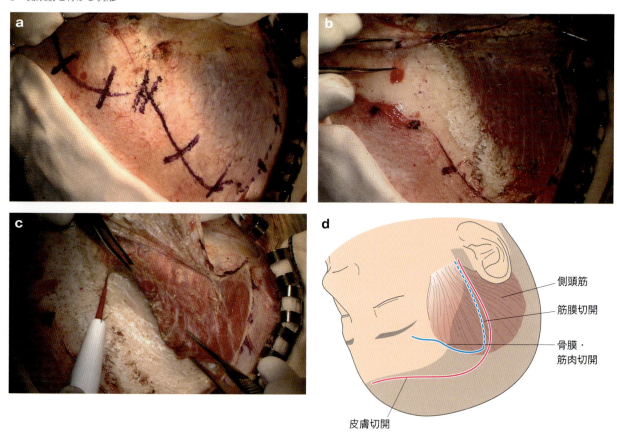

図4　筋膜・筋肉・骨膜切開／右前頭側頭開頭
a，b：骨膜，筋膜，筋肉(一部)切開
c：側頭筋を骨から剥離

図5 骨切開／右前頭側頭開頭

＊骨切開は前方はなるべく正中へ向けて拡大させる。

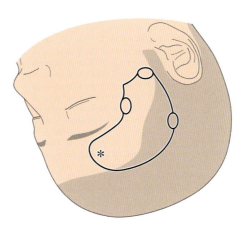

図6 Rt. Orbito-cranial approachにおける骨切開

実線部は通常と同様にcraniotomyを行う。バーホールAはなるべくsphenoidal ridge直上に設けるように心がける。眼窩上切痕（孔）のすぐ外側上方の前頭骨（B）および眼窩側壁（C）にバーホールを設け，sagittal sawなどのカッターでorbital rimを切開する（＝）。rongeurなどを用いてAとCの間（＊）を削除する。眼窩上壁の一部は用手的に骨折させ（点線），骨弁をone pieceで形成する。

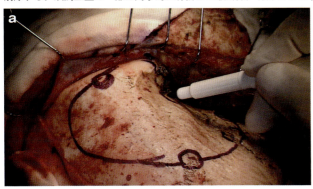
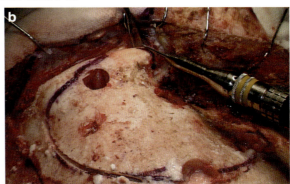
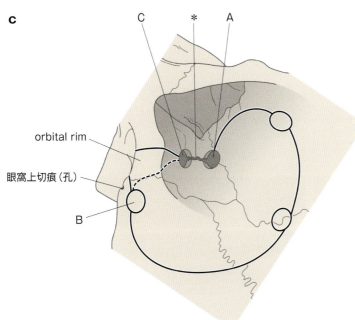

前交通動脈瘤クリッピング術（pterional approach／orbitocranial approach）

5 水頭症対策

くも膜下出血急性期に限らず，脳腫脹のために動脈瘤へのアプローチに際して脳圧排が強くなりそうな場合には，迷わず，脳室ドレナージ，もしくは早期にLiriequist's membraneの開放を行うべきである。

6 くも膜切開とアプローチ

■ Sylvian fissureの剥離　図7

Sylvian fissureはできるだけdistalから剥離することを心がける。Sylvian veinはくも膜と十分剥離して延長させることによってsacrifyせずにすむことが可能であるが，前頭葉下面からsphenoparietal sinusへ注ぐfront basal veinなどが邪魔になるようなときにはこれを避けてfront basalにアプローチするか，術前の血管撮影静脈相を十分検討したうえでsacrifyするかを選択する。いずれにしてもA1が分岐するまでの内頸動脈直上のcarotid cisternや，ごく一部のproxymal Sylvian fissureを開放しただけで脳べらを前頭葉にかけてsubfrontalに進むようなものはsubfrontal approachであり，これはいわゆるpterional approachとは一線を画すものである。

■ 動脈瘤が前下方向きの場合

十分distalからSylvian fissureを開放した後，同側のA1に沿って慎重に剥離を進める。ドームが視神経と癒着していたり，prechiasmatic cisternに埋没していることも時折見られるので，不用意に視神経上面を剥離したりsubfrontalに進むことは避け，あくまでA1に沿って進み，Acom complexへ到達する。この際，動脈瘤ドームを含めたAcom complexに至る前に対側のA1を確保することは困難であるので，アプローチ側はA1優位側とするのが安全であるという考え方もある。

■ 動脈瘤が上方向きの場合

このタイプの前交通動脈瘤に対しては視神経上面に沿って進み，A1下面をたどることにより対側A1が容易に早期に確保されるため，A1のdominancyによってアプローチ側を決定する必要はなく，動脈瘤ネックを確認しやすいようにAcom complexが開いているほう，すなわち，A1-A2 junctionがより後方に存在する側からアプローチするのがよいと思われる。

図7　Sylvian veinをくも膜からの剥離
前頭葉下面からfront basal veinを剥離。

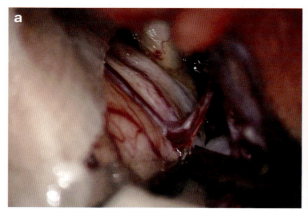
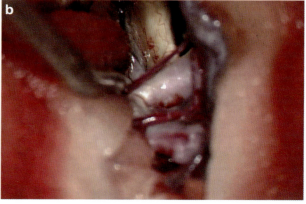

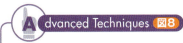 **dvanced Techniques 図8**

視神経上面に沿って視交叉前方まで同側くも膜を切開し，反対側のA1が確保できたら，くも膜の切開をあまり対側にまで延長せずに，Acom complexの確認に移ったほうが良好な動脈瘤周囲の展開が得られやすい。

7 クリップワークと確認

■動脈瘤が前下方向きの場合

　Acom complexへ到達したら，動脈瘤のネック周囲を慎重に剥離する。必ずしも動脈瘤全体を露出させる必要はない。このタイプの動脈瘤はいわばギロチン台に乗せられた受刑者のようなもので，よほど大きな動脈瘤や高位のものでない限り，クリップワークは比較的安易であり，ある程度ネックが剥離されたらtentativeにでもクリップをapplyし，その後必要に応じてかけ直せばよい。多くの場合クリップはAcomの走行にほぼ平行にかけることができる。Rectal gyrusを強く牽引する必要もないのでHeubner's arteryの損傷の危険性も少なく，また，hypothalamic arteryなどのAcomからの穿通枝はAcomの後面から出るのでこの損傷の危険性も少ない。Premature ruptureに注意して慎重に臨めば，比較的難易度の低いタイプといえるであろう。

■動脈瘤が上方向きの場合

　両側A1を確保した後，脳べらをrectal gyrusにかけて動脈瘤周囲の剥離にかかる。すなわち，Acomの上面で量側A2の内側を剥離して動脈瘤ネックを露出させる。この際，rectal gyrusの不用意で無理な牽引はHeubner's arteryの損傷を引き起こしやすいので，必要に応じてrectal gyrusを削除するか，interhemispheric fissureを開くなどの操作を加える。

図8　反対側のくも膜切開を意図的に行わないことによってドームの向きを調節
破線矢印のように対側くも膜を切開すると，矢印のように動脈瘤が対側に向いてしまうこともある。

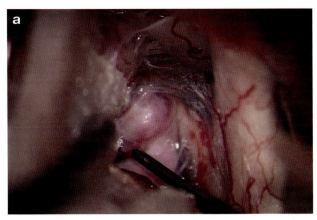
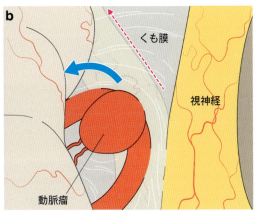

Essential Techniques

　Rectal gyrusの適切な吸引除去は，まず術後神経症状の合併を起こさない 図9 。無理に牽引を行うほうが合併症のリスクが高くなるので，必要に応じて躊躇せずに行うべきである。

　Rectal gyrusを含めた前頭葉の無理な牽引や不十分な術野におけるクリッピングはpremature ruptureの危険を増し，穿通枝損傷や脳挫傷などの合併症を引き起こすことになるので極力避けなければならない。十分に広い術野のもと動脈瘤ネックを剥離した後，クリップをapplyするが，ある程度以上の大きさの動脈瘤においてはクリッピング時にAcom後面から出るhypothalamic artryなどの穿通枝を確認することは困難であるので，その走行を意識しながらこれを温存するようにクリップの深さと角度に注意してapplyすることが肝要である。また，このタイプではクリップはどうしてもAcomの走行に垂直方向にかかることが多いので，クリップそのものがAcomやそこから出る穿通枝を挟んでいなくてもkinkingを起こす危険性が高い。したがって，クリッピング後に動脈瘤周囲を十分剥離して，必ずAcom自体や穿通枝のpatencyを確認するように心がける必要がある。

　穿通枝が温存されているが否かの確認は必須であり，これにはICGやfruoreseinによる術中撮影が有効である 図10 。

図9 Rectal gyrusの吸引除去

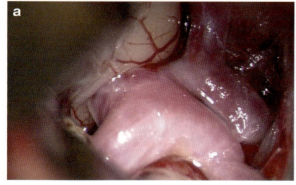
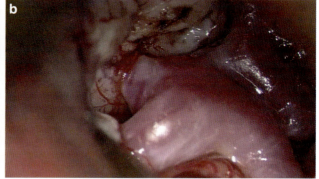

図10 perforatorpatencyの確認

Hypothalamic artery / Heubner's artery，同一症例による比較。
a：ICG
b：fluorescein

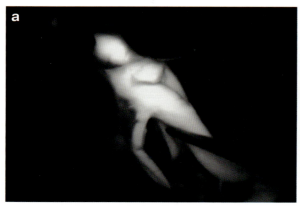
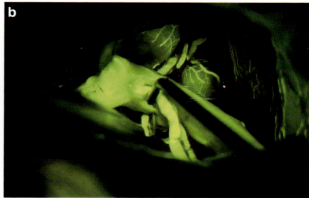

■ 術中出血（破裂）に対する対応

　動脈瘤周囲の剥離中もしくはクリップのapply中に出血をきたした場合に注意すべきことは，やみくもに止血目的にクリップを挿入するのではなくて，いったんtemporary clipやtentative clipを行い，周囲を十分確認してからその処置にあたることである。運が良ければ改めて穿通枝などAcom complexを温存した状態でクリッピングを行えるが，出血部位を縫合したうえでクリッピングしたり，さらにはラッピングやトラッピングを行わなければならない場合もある。いずれにしても，出血をきたした場合にはよりよい状態での修復を目指すべく，乱暴な対応による二次損傷を避けるべきである。

術前検査においてドームが小さくて両側のA2に挟まれているような破裂前交通動脈瘤は，サイズが小さいからクリッピングが簡単だと思われがちであるが，実はドームが吹き飛んでいるものである可能性が高く，クリッピングに際して注意を要する。

8 合併症

　このアプローチを行うことによって引き起こす可能性のある嗅神経損傷は，起こったとしても片側性であり，臨床上問題とはならない。手術合併症の最も重要なものは穿通枝障害である。穿通枝は主にA2から出る群（Heubner's arteryやfront-orbital artery）と，Acomから出る群（hypothalamic arteryやsubcallosal artery）の2群に分けられる。A2からの穿通枝が損傷される機序としては，主に脳べらなどによる牽引や吸引によるavulsionが考えられる。

　前交通動脈瘤に対するpterional approachにおいて，同側のHeubner's artery領域の脳梗塞は最も頻繁にみられる合併症の一つである。この多くは術中に損傷したものではなく，脳べらの牽引によるものと考えられる。したがって，このアプローチの際には，脳べらの牽引をできるだけ間歇的に行うべきである。
　Acomからの穿通枝の障害はクリップ自体による閉塞が原因となることが多い。これらの穿通枝を温存するためにはまず，適切なアプローチ法を選択することによって広い術野を確保し，無理な牽引を行わなくてすむようにすること，特に急性期くも膜下出血例においては，乱暴に吸引操作を行うことなくていねいに粘り強く，十分にくも膜下腔の血腫を洗浄，吸引してclearな術野を得ること，premature ruptureを起こさせないこと，そして何よりも解剖学的知識を習得して，常に穿通枝の存在を意識することが大切である。

　手術合併症としての脳挫傷を回避するためにもまず適切なアプローチ法の選択が必要である。無理な牽引を避けるため，術中過換気とし，浸透圧利尿剤を投与，手術早期に脳槽を開放して髄液を排出させる。必要に応じて脳室ドレナージを行うことをためらってはならない。

前交通動脈瘤クリッピング術（Interhemispheric approach）

北海道大学大学院医学研究院脳神経外科　中山若樹

Summary

開頭を前頭蓋底低くまで行い，前方の大脳半球間裂を広く剥離，A1遠位からA3にわたるまで全長を露出して，広い間口の術野を形成することで，多様な方向のクリッピングに対応できる。

大脳半球間裂の剥離にあたっては，2本の脳べらと吸引管それぞれの当たる位置と力をかける方向を調整して，trabeculaが脳軟膜に対して垂直に浮き上がり立つような，微細なテンション・コントロールがきわめて重要である。

Outline

手術適応
- Interhemispheric approachは剥離が難しい印象を持たれがちだが，ひとたび動脈瘤まで到達すれば動脈瘤の全貌が死角なく視認でき，また術野の間口が広いためにさまざまな方向からの鉗子の挿入が可能となり，そのメリットは大きい。

手術戦略
- まず脳梁膝部に向かい，そこを取りかかり口にして頭蓋底側に剥離を進め，最後に直回を深部へ向かって剥離する，3段階方式が伝統的手法である。
- 脳べらを斜めに差し入れて，3段階方式の3つの要素を同時併行で進めていくのも効率的な方法である。

クリッピング
- 前交通動脈瘤も，優位A1を一つの親動脈と見立ててbifurcation typeととらえ，分岐血管に直交するClosure Planeをとるのが理想的である。
- 血管分岐の走行や動脈瘤の向きはさまざまであり，Closure Planeが載る平面；Closure Planeを整理して考えるとクリップ鉗子を挿入する方向をイメージしやすい。

手技のステップ（3段階方式の場合）
◆Anterior & Basal Interhemispheric approachの実際
1. 開頭
2. 鶏冠削除
3. 硬膜切開と大脳鎌切断
4. 嗅神経の剥離保護

◆ 大脳半球間裂の剥離
5 1st. Step：帯状回の剥離と脳梁膝部の露出
6 2nd. Step：前頭蓋底へ向かう剥離
7 3rd. Step：直回の剥離
8 両側前頭葉底部と視神経の剥離
9 両側A1・A2の確保およびクリッピング

手術手技

◆ Anterior & Basal Interhemispheric approachの実際

● 基本的手順

1 開頭

　開頭はなるべく低く，前頭蓋底からまっすぐ切り立つ壁を作るべく下縁ぎりぎりで骨切りを進める．眉弓の骨隆起よりも頭蓋底側で，眼窩上縁をたどりながら内側に向かうにしたがいnasionに向かって三角形に切り込む形を作る 図1a 。

　この三角形の部分の骨切りにはsurgical sawなどを用いるとよい．図中の矢印の部分が内側に張り出した形になってしまうと，視軸や鉗子挿入の自由度が相殺されてしまうので注意が必要である 図1b 。

　開頭中心線部でのnasionへの切り込みが十分であれば，前頭骨の盲孔に陥入していた硬膜の隆起（図中矢印）が見えるはずなので，これが指標になる 図1c 。

> **Essential Techniques**
>
> 前頭洞は当然ながら大きく開放されることになる．内板は除去して死腔をなくし，粘膜は縫合したり，除去凝固したうえで自然孔まで押し込んだりして閉鎖する．さらに骨粉やフィブリン糊などを用いてパッキングするのもよいであろう．

図1 Anterior & basal interhemispheric approachに必要な開頭
開頭はnasionに至るまで低く行い，鶏冠を除去する．硬膜は左右にまたがり"W"の字型に切開して，大脳鎌を底部で離断する．

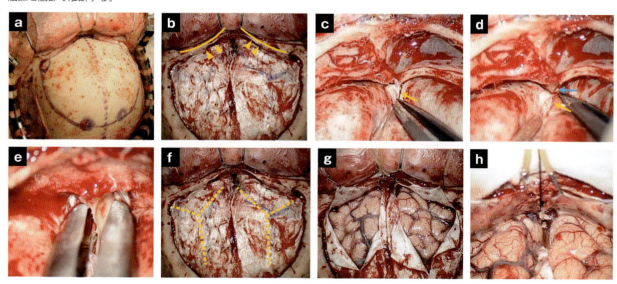

2 鶏冠削除

前述した前頭骨の盲孔のすぐ下に鶏冠がある 図1d 。硬膜が鶏冠を包み込んでいるので，その上面を切開したうえで鶏冠を露出して，前頭蓋底の平らな面へ至る裾野まで十分に除去する 図1e 。

3 硬膜切開と大脳鎌切断

硬膜は両側にまたがってできるだけ広く切開する。左右にわたるW字型に切って，さらに両側とも手前にまっすぐ切り下ろす 図1f, g 。

> **Advanced Techniques**
>
> 架橋静脈は，脳表からできるだけ長く剥離したり，早い段階で硬膜内に入っていくようであれば，静脈と平行な横向きの硬膜切開を加えるなどして，極力温存に努める。

大脳鎌は鶏冠を除去した直上のできるだけ低位で切断する。この部位は上矢状静脈洞も消失していく場所なので，結紮は不要であり凝固のみで十分である。大脳鎌を切断すると架橋静脈ごと硬膜が手前側に後退するので，縦長のスペースを確保しやすい。鶏冠除去にあたって硬膜切開した中央部分は縫合して，閉じ合わせておく。その糸を吊り上げて，開頭野が完成する 図1h 。

4 嗅神経の剥離保護

嗅神経の引き抜き損傷を防止するために，アプローチ前にあらかじめ前頭葉底部から剥離しておく。嗅球部が篩板に入るところは非常に脆弱なので，フィブリン糊を混ぜたゼルフォーム®などで補強しておくとよい 図2a 。

図2 嗅神経の剥離保護
嗅神経の引き抜き損傷防止に，嗅三角まで剥離しておく。篩板への入り口部分をフィブリン糊などを用いて固定しておくのもよい。

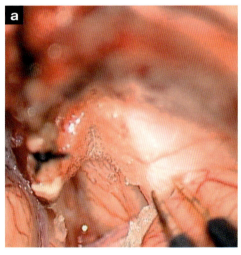
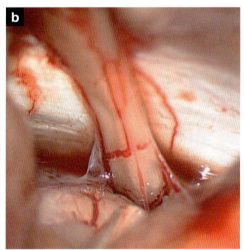

嗅球から中枢側へ向かって剥離を進めるが，この際，嗅神経の両側にあるくも膜の裾野を優先して切離を行うと効果的である。嗅索をたどって嗅三角に移行する部分まで進めば十分である 図2b 。この部分は嗅神経の背側に硬いtrabeculaがまばらに存在するので，これを確実に切離する。

◆ 大脳半球間裂の剥離

標準的な方法として3段階方式を示す。初めに脳梁膝部に深く入り，ペーパーナイフで切り上げるイメージで前方に向かい，最後に直回を深部に向かって剥離する手順である 図3a 。

5 1st. Step：帯状回の剥離と脳梁膝部の露出

まず，手術台の背板を下げてかつマイクロの視軸を手前側に向けて，脳梁膝部に向かって剥離する。表層のくも膜を切離すると脳梁辺縁動脈が容易に現れるが，そこからさらに奥へ進み，帯状回を剥離して脳梁膝部および左右の傍脳梁動脈を確実に視認するまでに至る 図3b 。

>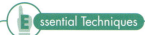
>
> ちなみに，この部位で左右の前大脳動脈は互いに強固に接着している。次の2nd. Stepの途中でこれを切り離してやると各段に展開がよくなり，剥離操作が楽になる。

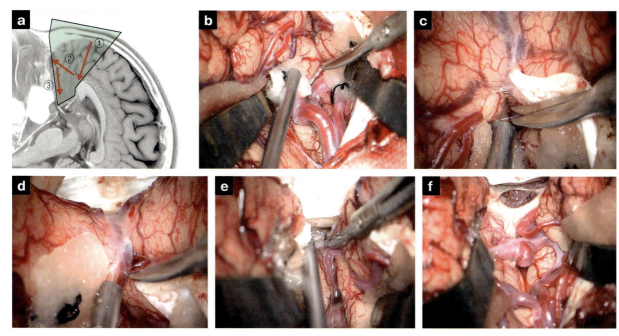

図3 3段階方式による基本的なinterhemispheric approach
嗅神経を嗅三角まで剥離しておく。まず，脳梁膝部へ向かい，そこから前方へ剥離を進め，最後に直回を剥離して動脈瘤へ向かう。

6 2nd. Step：前頭蓋底へ向かう剥離

　脳梁膝部まで到達したら，今度は背板を当初よりも上げてマイクロを仰ぎ見る方向に変え，前頭蓋底へ向かって剥離を進める．1st. Stepで作った深い部位のスペースを取りかかりにしながらペーパーナイフで切り上げる要領で行うと，脳軟膜を傷めることなくスムーズに進みやすい 図3c 。

> **Essential Techniques**
>
> ただし，"深い位置から切り上げる"ということに固執しすぎて，筒状の狭い術野を形成してしまうことのないように留意する．深い位置での剥離が少し進むたびに，浅い位置では左右に適度なテンションがかかって剥離しやすい隙間が疎に浮き上がってくる場所が多数現れているはずであり，適宜，浅い部位の脳回を剥離しながらなるべく広い間口を維持しつつ術野を展開していくとよい．

　最終的にbaseのくも膜を切開してplanum sphenoidaleが展開されるまで剥離を進める 図3d 。

7 3rd. Step：直回の剥離

　最後に，背板の挙上を元に戻してマイクロを立てて，前交通動脈部に向かって両側の直回間を剥離していく 図3e 。2nd. Stepまでは，脳べらの引く方向は両外側かつ若干頭蓋底側に押し上げぎみの方向になっていたはずだが，この3rd. Stepにおいては，若干手前に引き上げぎみの方向に切り替える．

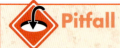

途中で嗅神経の状態を確認し，場合によってはさらに嗅神経の剥離を追加しておく配慮も必要である．

　直回間の癒着は非常に密であるが，2nd. Stepまでの展開が十分であれば比較的容易に剥離できる．直回間を剥離し終えたら，母血管や動脈瘤周りを確保しつつ，直回底部と視神経との間の剥離を追加すると，前頭葉はさらに左右に展開できる 図3f 。

●剥離のコツ

　剥離に際して，脳べらは単に外側に引くのではなく，脳を開頭野の浅いほうへわずかに持ち上げるように保持する．こうすることで，左右の脳表をつなぐtrabeculaが疎に浮き上がりやすくなる 図4a 。

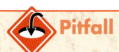

脳を沈み込ませるような方向に脳べらの力が加わってしまうと，左右の脳回が接する面を押しつぶしてしまい，剥離されにくくしてしまう．

通常は，脳回同士が接着している後端（もしくは前端）の三角型のスペースを取りかかりにするとよい。このスペースは血管が通過する部位で，その周囲は疎でありながら比較的強いtrabeculaが血管や軟膜を係留しているので，それを着実に切離してスペースを広げる。

Advanced Techniques

ハサミを入れる隙間，すなわち局所的な"場"作りには左手の吸引管が重要である。左右の脳回は，互い違いに交互に覆い被さり合うようにしながら接している。このうち，覆い被さるほうの脳回を左手の吸引管でめくり上げるようにしてtrabeculaを浮き上がらせる。逆に，下になってる脳回を押し下げぎみにする操作もある。

脳回の表面はカーブした曲面である。その各所において脳表に対してtrabeculaが垂直に立つように，左手の吸引管でかけるテンションの方向を前後方向にも深さ的にも微調整することが肝要である。こうしてtrabeculaが浮き上がって適度なテンションがかかった状態を作り出す 図4b 。

効率的な大脳半球間裂剥離の手法

低い架橋静脈がない場合は，脳べらを大脳半球間裂の遠位から前頭蓋底へ向かって斜めに差し入れて，左右の半球を全体的に跳ね上げるようにしながら剥離を進めるのもよい方法である。大脳半球間裂全長にわたって均等なテンションを持たせることで，まんべんなく各脳回の剥離を併行して進めていく。前述の1st. Stepから律儀に順序立てて行うのではなく，1st. Step〜3rd. Stepの各剥離成分を同時併行して進めていくイメージである 図5a 。

前述の1st. Stepのような大きな取りかかり口を頼りにするのではなく，脳回同士が接着している後端もしくは前端の小さな三角形のスペースを微視的な取りかかり口としてtrabeculaを上手に浮き上がらせ，剥離する操作が主体となる。

脳べらとほぼ平行な直線的な剥離済みのラインを作りながら展開していく。脳べらの斜めの角度はほぼそのままで，位置は徐々に深いほうへと変わっていくことになる 図5b〜e 。慣れるとむしろこのほうが効率がよく，最終的には前述の基本的手法とほぼ同じような術野が得られる 図5f 。

図4 軟膜間の剥離のコツ
2本の脳べらと吸引管それぞれの当たる位置と力をかける方向を調整して，trabeculaが脳軟膜に対して垂直に浮き上がり立つようにテンションの方向をコントロールする。

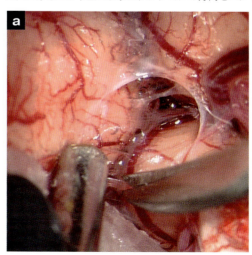
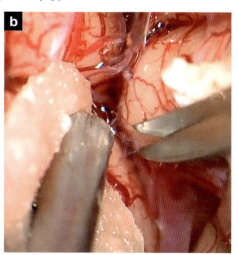

図5　効率的な大脳半球間裂の剥離方法

脳べらを斜めに差し入れて，なるべく長い距離にわたって脳表に接地させ，持ち上げるようなテンションをかけて，3段階方式の3つの要素を同時併行的に進めていく。

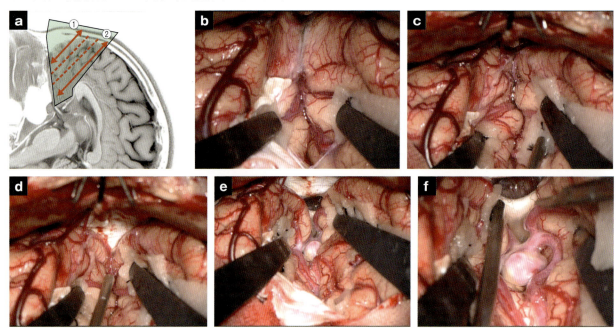

Interhemispheric approachにおける母血管確保と動脈瘤剥離

　動脈瘤手術において，特に破裂瘤の場合は，動脈瘤自体の露出や剥離に先立って母血管すなわちA1の確保を優先するのが基本的なセオリーである。大脳半球間裂の剥離が動脈瘤に近づくにつれて，瘤の向きなどに応じて剥離のコース取りを考える必要がある。前交通動脈瘤は，基本的にはdominant側のA1の突き当たりに瘤が形成されていて，両者は対極の位置関係にある。

■尾側向きの動脈瘤

　前述のアプローチ2nd. Stepを進めると両側のA2が露出されてくる。次いで3rd. Stepに入るが，直回間剥離をむやみに奥へ進めると瘤の破裂点に近づくことになるので，ある程度の深さまでに留めて再び2nd. Stepのルートに戻る 図6a 。

　尾側向きの動脈瘤ではA1は後方から入ってくるので，通常はA2を近位へ追及するように2nd. Stepの深い部分を進めていくと 図6b ，自ずと左右のA2の間からA1が確保される 図6c 。ここまでくると動脈瘤の位置的なオリエンテーションはついているので，破裂部が直回底部と癒着していないことを確認したら，3rd. Stepを完遂して術野を完成させる 図6d 。

■頭側向きの動脈瘤

　この場合は，2nd. StepにおいてA2をたどりながらあまり深い部分まで進むと，動脈瘤の破裂点と出会ってしまう。そこである程度のところで2nd. Stepはとどめて 図7a ，早い段階で浅い部分のみ剥離しながら前頭蓋底へ向かって進み，3rd. Stepに移る 図7b 。なるべく頭蓋底側に回るようにしながら直回間を奥へと剥離し，視交叉部へ至る。そこから手前（後方）に向かって，残りの深い部分の直回間を剥離しながら戻ってくると，A1が先に確保され 図7c ，次にA2近位および動脈瘤ネック，そして最後に動脈瘤の体部の順に露出されてくる。この場合は自然と動脈瘤の全貌が露出された状態になることが多い 図7d 。

図6 尾側向き動脈瘤の場合の剥離手順

A2を近位に向かって追いかけるように2nd. Stepの剥離を進めていけば，自然とA1確保に至る。

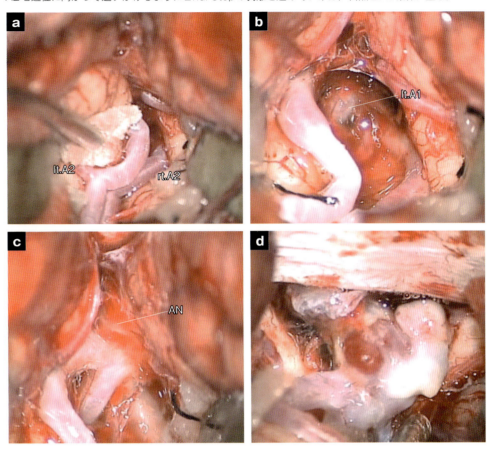

図7 頭側向き動脈瘤の場合の剥離手順

2nd. Stepにおいて，むやみに深く入らずに前頭蓋底側に早期に回りこんで3rd. Stepの成分を優先して剥離する。

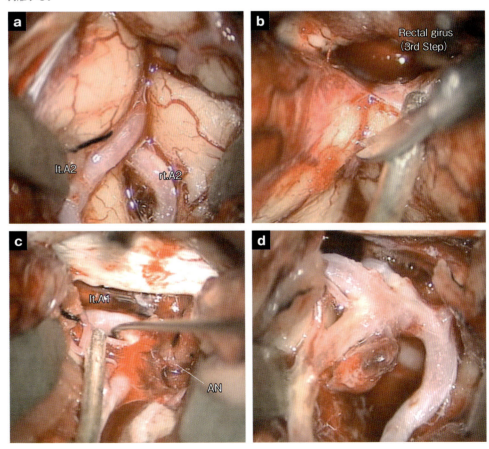

■ **前方向きの動脈瘤**

前方向きの動脈瘤は最も注意を要する。大脳半球間裂の剥離操作が，早い段階で破裂点に影響を与えやすいからである。

まず2nd. Stepを両側のA2遠位の走行がある程度認識されるまで進める 図8a 。必要に応じて3rd. Stepの要素もある程度進めてよいが，容易に破裂点に近づくので途中まででとどめて，再び2nd. Stepのルートに戻る。

ここで，たとえ前方向きであっても動脈瘤の破裂点は左右どちらかの脳表に付着しているはずなので，それと反対側のA2を近位へ向かってたどるように，その上面ないしは外側をたどりながら大脳半球間裂剥離を進めていく 図8b 。すると破裂点を一方の脳に付着させた状態で動脈瘤の位置を通り過ぎて剥離が進み，A2の間（もしくはA2起始部の肩越しに前頭蓋底側）でdominant A1が確保される 図8c 。直回間剥離の残りの部分は動脈瘤の位置を視認したうえで，併行して遂行する。ここまでくれば，反対側のA2起始部も動脈瘤の影からたどり，大まかなネックが確保される 図8d 。

■ **横向きの動脈瘤**

動脈瘤が左右どちらかに向いている場合，例えば左に向いているのであれば，その反対側の右A2の上面ないしはやや外側を近位へ向かってたどるように留意さえすれば安全に剥離を進められる。前述した頭側向きの場合と同様に，動脈瘤を片側の脳に付けたままそこを通過して，自ずとdominantの右A1の確保に至る。ただし，あまりA2の外側を剥離しすぎると，Heubner's arteryに無理な力がかかって損傷することがあるので注意が必要である。

このように，動脈瘤を術野の底面に取り残したような状態（尾側向きと頭側向きの場合），

図8 **前方向き動脈瘤の場合の剥離手順**
動脈瘤の頂点は左右どちらかに傾いて，片側の脳に付着しているはずなので，その反対側の面を剥離して奥へと進んでいく。

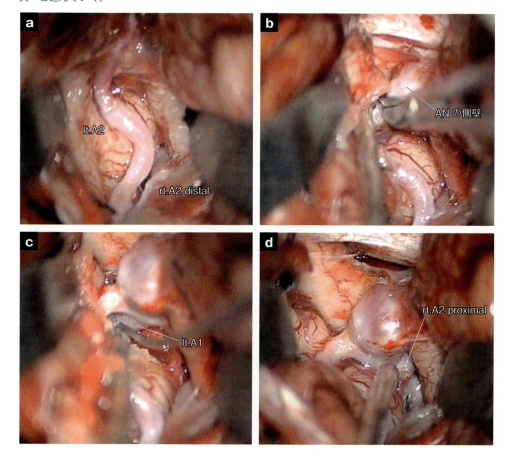

もしくは動脈瘤およびA1/A2 complexを片側の脳に寄せて付けた状態で（前方向きと横向きの場合），大脳半球間裂の剥離が完了する。

> **Essential Techniques**
>
> どちらかのA1 A2 junctionから後上方に分岐する穿通枝（Hypothalamic artery）の確認も重要である。頭側向きの破裂瘤などの場合には，クリップをかける前にこれを完全に視認するのは難しい場合もあるが，側方から覗き見るなどして極力オリエンテーションをつけておく。

前交通動脈瘤クリッピングにおけるClosure LineとApplication Angle

　基本的に前交通動脈瘤は，どちらか一方のA1から同側のA2とAcomへの分岐部に発生するものであり，A1が走行する突き当たりの方向にドームが進展している。そのため，動脈瘤の形状としては，"A2とAcomの分岐部の又に縦の亀裂から生じたBifurcation Type"の形をとることが多い。したがって，理想的なクリッピングによる閉鎖曲線，すなわちClosure Lineは，A2とAcomが織り成すラインに対して直交する（perpendicularな）向きで，分岐の又を取り囲むような曲線である　図9　。こうすることで，分岐血管を狭窄させることなく，母血管壁に及んだ瘤壁の裾野も閉鎖することができる。

　ここでは，"Bifurcation Typeの前交通動脈瘤に対してPerpendicular Closure Lineでクリップする"ことを前提に話を進める。

図9　理想的なClosure Line
前交通動脈瘤もBifurcation typeの動脈瘤とみなすことができる。分岐血管を狭窄させることなく，母血管に及ぶ瘤壁の裾野までも過不足なく閉鎖するためには，分岐と直交する向きで，分岐の又を取り囲むような曲線のClosure Lineを形成することが望ましい。

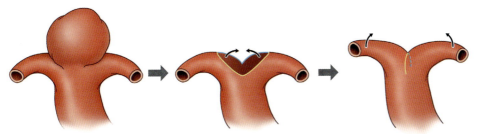

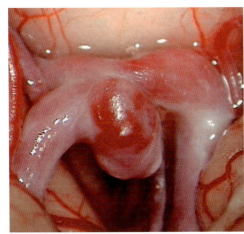
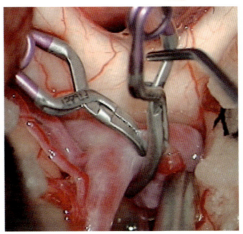

前交通動脈瘤は，各A1やA2がさまざまな走行をとるため理想的Closure Lineもさまざまな方向になる 図10 。そこで，狙ったClosure Lineの曲線が乗る平面，すなわち『Closure Plane』を想定し，その平面が頭部に対してどの面になっているかによって分類整理して考えることにする。

併せて，鉗子で把持されたクリップのブレード曲線が乗る平面も想定する。クリップ・ブレードの曲線は，鉗子のSagittal平面上に乗っかっている 図11 。仮にローテーション鉗子でクリップを把持する角度をいろいろ変えたとしても，いずれもこの平面上に乗っていることになる。Closure Lineの考え方におけるApplication Angle（実際にクリップを挿入する方向）という語句に呼応して，この鉗子に対するクリップ・ブレードの乗る平面を『Application Plane』とよぶことにする。Application PlaneをClosure Planeに合わせる形でクリップ鉗子を挿入できるならば，その狙ったClosure Lineは実現できることになる。

■ Closure "Plane"による分類
・Sagittal Type

両側A2（実際には一方のA2とAcom）が左右方向に分岐する場合を考える 図10a 。DominantのA1の終末部が頭側から下りてくるのであれば動脈瘤は尾側向きになるし 図10a-① ，後方から（術野の奥から）向かってくるのであれば前方を向き 図10a-② ，尾側から上がってくるのであれば頭側を向くことになる 図10a-③ 。この場合，理想的なClosure Lineの曲線は，いずれも頭蓋のsagittal平面上に乗っかっている（図中の赤線）。これを"Sagittal Type"とよぶことにする。このタイプは最も多く約2/3を占める。

図10 前交通動脈瘤におけるClosure Lineのバリエーション
分岐に直交する向きのClosure Lineを形成することを前提に，そのラインが頭蓋に対してどの平面上に属するかに応じて，Sagittal(a)，Axial(b)，Coronal(c)の3種類に大別できる。

a：Sagittal Type　　　b：Axial Tytpe　　　c：Coronal Type

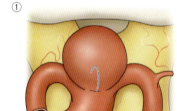
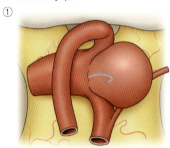
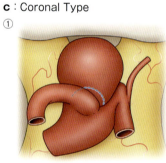
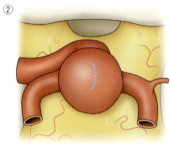
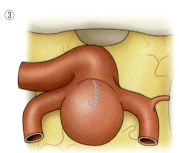

さてここで，図12a のような動脈瘤を例にとる。Sagittal Typeであり，Closure Lineは図中の緑線のようになっていて，これは頭蓋のほぼsagittal平面上にある 図12b 。

Interhemispheric approachの術野において，Application Planeをこの平面に合わせて鉗子を挿入するのは容易にできる 図12c ので，狙った通りのClosure Lineが実現される 図12d 。縦長の術野であるinterhemispheric approachにおいて最もやりやすいタイプであり，頻度も最も多い。Sagittal平面内における鉗子の挿入方向を変えたりローテーション鉗子でクリップの角度を変えることで，sagittal平面上のClosure Lineであればどんなものでも実現できる。

図11 Application Plane
Closure Line形成の役割を担うクリップのブレードは，クリップ鉗子のSagittal平面上に属する。鉗子挿入軸の方向をApplication Angleとよぶことにちなんで，この平面をApplication Planeと称することにする。

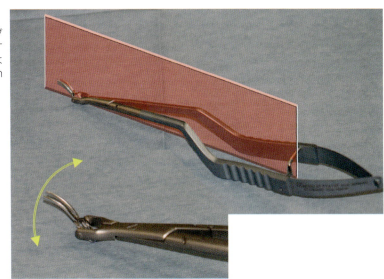

図12 Sagittal Closure Plane
左右2本のA2起始部（片方はAcomを介して）が左右方向に走行する場合は，Closure LineはSagittal Plane上にあり，この方向でのクリップ挿入は容易にできる。最も頻度の高いタイプである。

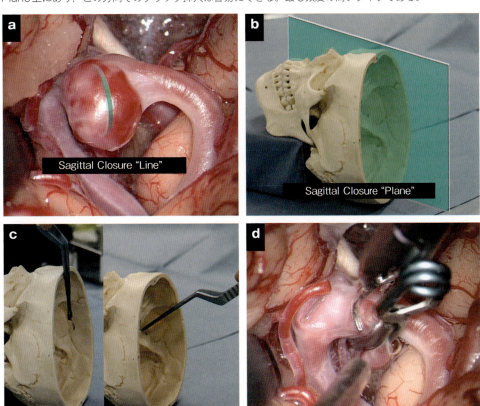

・Axial Type

2つ目は，両側A2が尾側−頭側方向に分岐する場合である 図10b 。いったん尾側に向かったA2はすぐに急峻なカーブを描き，Uターンして頭側へ向かう。Dominant A1終末部が側方から入ってくるならば動脈瘤は反対方向の横向きになり 図10b-① ，後方から向かってくるならば動脈瘤は前方向きになる 図10b-② （A1が前方から入って瘤が後ろを向くことはほとんどない）。この場合は，理想的Closure Lineの曲線は，いずれも頭蓋のaxial平面上に乗っている（図中の赤線）。これを"Axial Type"とよぶことにする。

Axial Typeの症例を 図13a に示す。図中緑線のClosure Lineは頭蓋のほぼaxial平面上にあり 図13b ，しっかりと展開したinterhemispheric approachの術野は横方向にも広がりを持っているので十分対応できる 図13c 。クリップ鉗子は横向きに回して立てて挿入し，動脈瘤の向き（側方か前方か）に応じて，鉗子をaxial平面上で左右に倒したり，ローテーション型の鉗子を用いてクリップの角度を変えたりして対応する 図13d 。

・Coronal Type

最後の3つ目は，両側A2が頭蓋の前方−後方に分岐する場合である 図10c 。Dominant A1終末部が入ってくる走行が頭側からか横からか尾側からかに応じて，動脈瘤の向きは尾側向き・対側横向き・頭側向きになる 図10c-①〜③ 。この場合は理想的Closure Lineは頭蓋のcoronal平面上にあり，これを"Coronal Type"とよぶことにする。このタイプはinterhemispheric approachでは，Application Planeをcoronal平面に合わせて鉗子を挿入することは不可能である。

図13 **Axial Closure Plane**
左右のA2起始部が尾側と頭側方向に走行する場合は，Closure LineはAxial Plane上にあり，この方向のクリップ挿入も可能である。

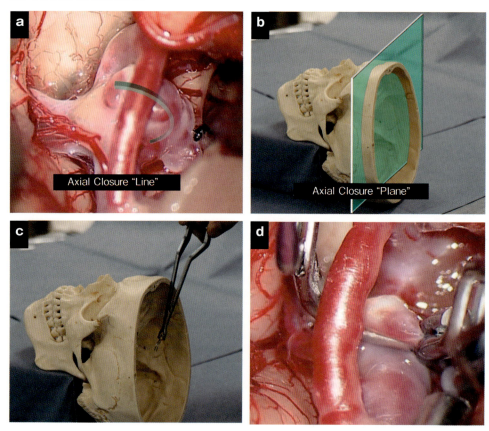

1つの例を 図14a に示す。この場合のClosure LineはCoronal Planeにあるが 図14b ，interhemispheric approachではこのラインは実現できない。脳梁が障壁になってその角度での鉗子挿入は不可能だからである 図14c 。そこで次善のClosure Lineとして，分岐血管に対してparallelなクリッピングを選択することになる 図14d 。ただし，母動脈側には瘤壁があまるので，コーティングをして妥協せざるをえない。

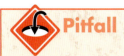

Pitfall

実は，coronal planeはtrans-sylvian approachであればその向きでクリップを挿入できる。ただし，このタイプの頻度は1〜2割程度と最も低い。

■ Application "Plane"の自由度と術野の関係

実際には，Closure Lineは必ずしもSagittal・Axial・Coronalいずれかの平面にぴったり一致しているわけではない。当然ながら鉗子挿入角度の自由度，すなわちApplication Planeの自由度が要求される。

しっかりと前頭蓋底まで達した開頭と，十分に剥離展開したinterhemispheric approachであれば，前後方向および左右方向に広がりを持った菱形の間口が得られる 図15 。

図14 Coronal Closure Plane

左右のA2起始部が頭蓋の前方と後方に走行する場合は，Closure LineはCoronal Plane上になる。Interhemispheric approachではこの方向でのクリップ挿入は不可能なので，次善の策としてparallel closure lineを形成することになる。ただし，このタイプの動脈瘤は少ない。

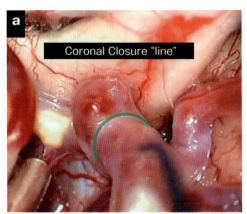
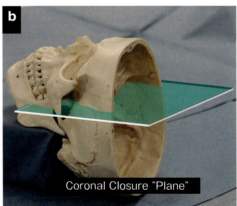
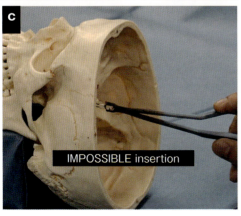
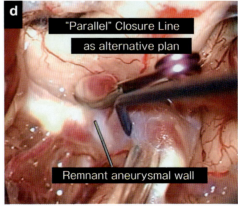

左右に幅を持った術野であれば，sagittal平面で挿入されたApplication Planeをそれだけ左右に倒すことができるし，前後に長い術野なのでそのPlane内で鉗子挿入角度を大きく前後に振ることができる 図16a 。

　前後の広がりを利用すれば，axial平面で挿入されたApplication Planeを前後に倒すことができるし，左右方向にも幅をもってfissureを分けてあればPlane内で鉗子挿入角度は大きく左右に振ることができる 図16b 。こうした自由度があれば，Coronalに近いClosure Planeも実現しうるだろう。

　もちろん，Closure Planeが直交平面であることはむしろ少ない。前後左右に幅を持った術野を形成することで，斜めのClosure Planeにも対応できる自由度が生まれる 図16c 。

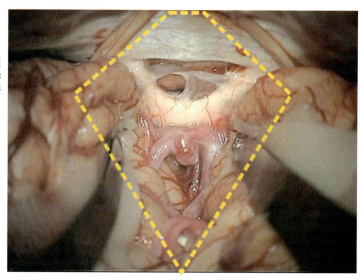

図15 **Anterior & basal interhemispheric approachの術野**
前頭蓋底まで低く開頭し，脳梁膝部から視神経に至るまでていねいに剥離されたinterhemispheric approachの術野では，前後左右に広がりを持つ菱形の広い間口を持つ。

図16 **Closure Planeの自由度**
a：術野の左右の広がりがあれば，Sagittal Closure Planeを左右に倒すこともできる。また，術野の前後の広がりがあることで，Plane内で鉗子挿入方向を前後に振ることもできる。
b：同様に，Axial Closure PlaneおよびそのPlane内での鉗子挿入方向にも自由度を持たせることができ，Coronal Closure Planeに近づくこともできる。
c：Closure Planeは必ずしも直交平面とは限らない。広い術野間口があることで，斜めのClosure Planeも実現可能となる。

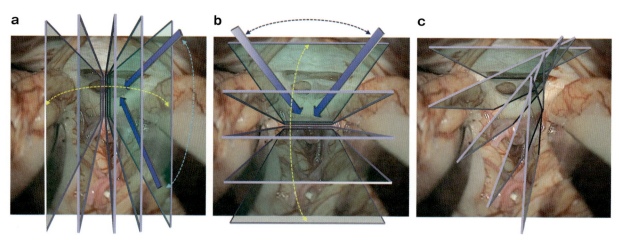

文献

1) 中山若樹：前交通動脈瘤．脳神経外科エキスパート 脳動脈瘤，中外医学社，2009, p90-105.
2) 中山若樹：前交通動脈瘤．脳動脈瘤手術－基本技術とその応用，南江堂，2010, p208-227.
3) 中山若樹：動脈瘤クリッピング．脳動脈瘤手術－基本技術とその応用，南江堂，2010, p123-144.

内頚動脈－後交通動脈分岐部瘤のクリッピング術

亀田総合病院脳神経外科　**波出石弘**

Summary

内頚動脈－後交通動脈分岐部瘤（IC-PC瘤）は破裂，未破裂とも頻度の多い動脈瘤である。コイル塞栓術も症例によってはよい適応となるが，開頭クリッピング術はいまだに基本的な治療手段である。後交通動脈（posterior communicating artery；Pcom）は分岐後内側後方に走行するため，そのPcomの走行と後方に分枝する穿通枝を確認してクリップを挿入する必要がある。旧来のfrontobasal approachでは内頚動脈後方の視野は十分確保できない。このため，distal sylvian approachが重要な手技となる。広くシルビウス裂を開き，術中破裂にも備えた術野を確保する。破裂例では術中出血の可能性から展開がおろそかになる場合があり，瘤の遠位ネック内側を走行する穿通枝に注意が必要である。後床突起やテント縁がクリップ挿入を邪魔することがあり，種々の工夫が要求される。

Outline

手術適応

巨大化や血栓化し，バイパス術を併用した内頚動脈閉塞術を計画する症例以外は，通常のサイズの瘤であればクリッピング術の適応となる。

瘤のネックがPcomに伸展している場合など，コイル塞栓術でPcom自体が閉塞する可能性があれば，クリッピング術を選択するべきである。

手術戦略

- 最終的にsylvian valleculaeを開放して完全に前頭葉と側頭葉を分離し，M1沿いの視野を得て内頚動脈後方の穿通枝が観察できる広い術野を確保する[2, 4]。瘤の近位ネック，Pcom分岐とその走行，瘤遠位ネックと前脈絡叢動脈を確保する。術中破裂に備えや瘤の緊張を下げる一時遮断のために，硬膜内内頚動脈近位も確保する。
- Pcomの近位から分枝する穿通枝をしつこく確認し，適したクリップを挿入する。
- クリッピング後も穿通枝の温存を確認する。

手技のステップ

1. 手術プランと術前検査
2. 開頭
3. シルビウス裂の開放とuncal arteryの処置
4. 内頚動脈の確保と瘤周辺の確認
5. Pcomの走行と穿通枝の確認
6. 左右IC-PC瘤の違いとクリップ選択
7. クリップ挿入を妨げる前床突起，テント縁および後床突起

8 動脈瘤と前脈絡叢動脈との癒着
9 穿通枝を温存するためのdouble clip technique
10 術中破裂への対応
11 動眼神経の保護

手術手技

1 手術プランと術前検査

　IC-PC瘤の近位ネックが頭蓋底に近接する場合は，前床突起の切除も検討しなければならない。術前検査では前交通動脈や後交通動脈からの側副血行を把握することが重要で，頭蓋底骨との関連も含め，3D-CT像や立体脳血管撮影は術前検査として必須である。

2 開頭

　開頭は通常の前頭側頭部にかかる皮切・開頭とするが，やや大きめの動脈瘤では側頭葉の後方への牽引が必要であり，後方にかかる皮切を行う。Sphenoid ridgeを十分に切除して弧状の硬膜切開を行い，シルビウス裂を中心とした術野を確保する。
　Distal transsylvian approachによりシルビウス裂を末梢から分離する。

3 シルビウス裂の開放とuncal arteryの処置[2〜8] 図1

　前頭葉に対する過度の圧排を避け，シルビウス裂の基本構造を確認しながらシルビウス裂を展開するためには，distal transsylvian approachが有利である。末梢シルビウス裂を分けると無用な静脈損傷を起こすといわれるが，正しい静脈間隙を展開する場合はその間でbridgingする小静脈はないため無用な損傷は起こらない。
　Superficial sylvian veinが側頭葉表面を癒着して走行している場合がある。このような場合は，superficial sylvian veinの下を横走するtemporal arteryを確認するとよい。このtemporal arteryの周辺には，superficial sylvian veinと側頭葉の間に比較的ルーズな間隙が存在する。この間隙を利用してsuperficial sylvian veinを側頭葉から分離することが可能である。
　シルビウス裂内で，側頭葉に帰属する動静脈が前頭葉に癒着して走行する場合が認められる。この場合，広くシルビウス裂が展開されていても切離する部位は血管の前頭葉側である。その逆に，前頭葉に帰属する血管が側頭葉に癒着している場合では，切離する部位は血管の側頭葉側である。このように血管構造を顕微鏡的に細かくとらえた"microvascular sylvian fissure"の概念は，血管や軟膜・脳組織の損傷を防ぐ意味から重要である。
　シルビウス裂は深部で前頭葉と側頭葉が強く癒着して場合，シルビウス裂を遠位から開放し手前のスペースを利用して見上げるような視野作りをすると安全な切離が可能である。要点はシルビウス裂内で中大脳動脈分岐を確認し，水平部（M1）沿いの間隙を利用することである。M1を術野の底部にもってきて見上げるような，ちょうどペーパーナイフで切り上げるようなイメージで前頭葉と側頭葉を切離する（paper knife technique）。手前の視野を確保することで裂内の血管がどちらの葉に帰属するか確認でき，血管と軟膜の損傷を防ぐ方法としても有用である。
　Superficial sylvian veinはくも膜に囲まれて存在する。Superficial sylvian veinが

図1 Superficial sylvian veinの切離（文献8より）

静脈間隙を剥離してシルビウス裂に入り，sylvian valleculaeを開放して完全に前頭葉と側頭葉を分離し，M1沿いの視野を得て内頸動脈後方が観察できる術野を確保する。

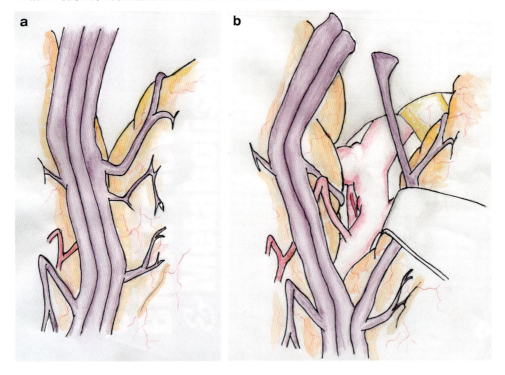

sphenoparietal sinusに入る直前の底部くも膜は脳表のくも膜に比べ厚い。Superficial sylvian veinを分け前頭葉を牽引して脳底槽を開放する段階で，superficial sylvian veinには緊張がかかっている。このような場合superficial sylvian vein周辺の厚いくも膜をていねいに（全周に）剥がし取ると，シルビウス静脈はよく伸展し前頭葉の牽引も容易になる（denude technique）。この操作により脳底槽の広い展開が可能となる 図2 。

内頸動脈末梢から直接側頭葉内側を栄養する細い動脈がしばしば存在する 図3 。Uncal arteryは通常前脈絡叢動脈の分岐として存在し，側頭葉内側鈎部を栄養する[1, 11, 12]。ときに内頸動脈末梢や中大脳動脈近位から直接分枝する場合があり，くも膜下出血例で内頸動脈の外側を展開するときも，これら動脈の存在に気付かず引き抜き損傷を起こすことがある[5]。これらの動脈の存在を念頭において手術を進め，剥離やクリッピング操作の邪魔になると判断された場合は，凝固切離することが必要である。

4 内頸動脈の確保と瘤周辺の確認

Sylvian valleculaeを開放しM1とanterior temporal arteryが観察された後，内頸動脈から視神経を観察し視神経と前頭葉底面の切離を行う。Bridging veinや前頭側のsuperficial sylvian veinはdenudeされた形となって伸長され，前頭葉を上方に牽引しつつ広くシルビウス裂を展開することが可能となる。

くも膜下出血例では瘤にいきなりアプローチすることは避けるべきである。まずはM1とA1の起始部から血腫を除去し内頸動脈の前面を展開，optico-carotid cisternを開放して内頸動脈の硬膜内近位を確保し，一時遮断が可能な状態にする。Pcom分岐とその走行や瘤近位を確認したら，今度は内頸動脈の末梢内側に戻り前脈絡叢動脈と瘤のdistal neckを確保する。この手順で剥離操作を進めれば術中破裂をきたすことはない。

図2 Denude technique（文献8より）
superficial sylvian veinがsphenoparietal sinusに入る手前の底部くも膜は厚い（**a**）。このsuperficial sylvian vein周辺の厚いくも膜をていねいに（全周に）剥がし取ると（**b**），シルビウス静脈はよく伸展し，右内頚動脈周辺脳底槽の広い展開が可能となる（**c**）。

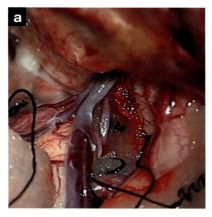
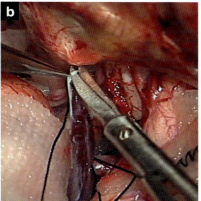
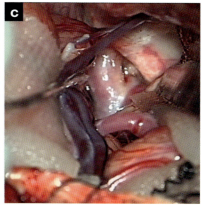

図3 Uncal arteryの走行（矢印）
Uncal arteryが遠位ネックの近くから分枝する場合は，側頭葉の後方への牽引が難しくなる。くも膜下出血例で内頚動脈の外側を展開するときも，これら動脈の存在に気付かず引き抜き損傷を起こすことがあり注意が必要である。

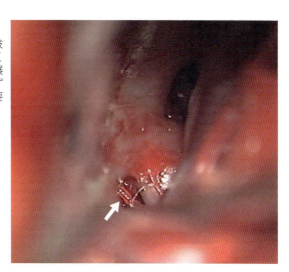

5 Pcomの走行と穿通枝の確認

　Pcom径は平均1.4mmとされ，7～8本の穿通枝が分岐する。Pcom前半から約5本，前半から約3本分岐し，灰白隆起，乳頭体，視床，視床下部，内方後脚，視路（視索，視交叉，視神経）などを灌流する[9]。手術に伴うPcomやその穿通枝の障害は，意識障害や麻痺，視力・視野障害の原因となるが，前脈絡叢動脈の障害より麻痺は軽度で多くの場合回復する。

　Pcomは内側後方に走行するが，やや外側にまたは後方に分岐していることがある。その場合は瘤が外側に突出しており，穿通枝も後方や外側を走行していることが多い。特にくも膜下出血例では術中出血を恐れるあまり，瘤遠位内側の確認がおろそかになりやすい。一時遮断をしてでも穿通枝の確認を十分行う必要がある。

　内頚動脈後方の視野を確認するために，内頚動脈の外側に軽く先の細い脳べらをかけ内側に変移させる。これにより，内頚動脈後方の穿通枝の走行がさらによく観察される 図4 。

6 左右IC-PC瘤の違いとクリップ選択

　瘤の遠位と近位でネックを確保したからといって，穿通枝の存在をよく確認しないまま直型クリップを挿入すると穿通枝を挟むこととなる。右利き術者が右手で右IC-PC瘤をクリッピングする際どうしてもクリップは内側へと向きやすく，穿通枝を挟んでしまうことがある 図5 。Tanabeらは，くも膜下出血例の特に右IC-PC瘤クリッピング術で穿通枝

障害が多いと報告している[10]。多くの場合直型クリップを使用するが，穿通枝障害を避けるために弱彎クリップを使用するほうがよい場合がある 図6 。弱彎クリップ先端を外側に向けて挿入することで穿通枝の挟み込みを防ぐものであるが，この場合クリップ内側に瘤が残存することがあるため注意が必要である。逆に左IC-PC瘤に対し右利き術者

図4 Pcomの走行と穿通枝の確認
（文献8より）

M1沿いに視野を展開し，内頚動脈後方の視野を確認する。左内頚動脈を軽く脳べらで内側に圧排すると，動眼神経やPcom穿通枝がクリップにより傷害されていないことがよくわかる。

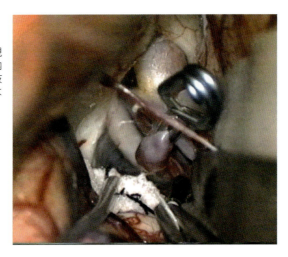

図5 右IC-PC瘤に対するクリッピング（文献8より）

右内頚動脈瘤に右利き術者が右手で直型クリップを挿入すると，内側に向きやすい。Pcom穿通枝が外側を走行する場合があり，注意が必要である。

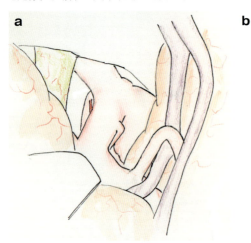
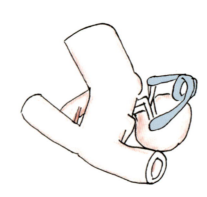

図6 右IC-PC瘤のクリッピング
（文献8より）

Pcomが外側に走行する右IC-PC瘤では弱彎クリップを外側に向けるようにかけると，安全に穿通枝が温存できる。

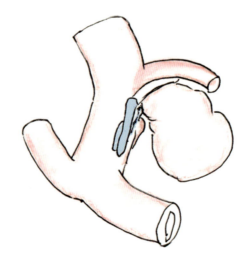

が右手でクリッピングする場合，直型クリップは比較的安全に使用できるが，クリップブレード全長が先端まで容易に確認できるバイオネット型クリップは穿通枝温存のために有用である 図7 。

7 クリップ挿入を妨げる前床突起，テント縁および後床突起

　IC-PC瘤で近位ネックにクリップを挿入するスペースが確保できない場合がある。Pcomが硬膜内内頚動脈の近位から分岐するため，前床突起の切除が必要になる 図8 。また，前床突起を切除しなくてもテント縁を切開処置するだけで，クリップの挿入するスペースが確保される場合がある。このテント縁は海綿静脈洞に繋がる部位で，単純な凝固操作では止血できないことが多い。モノポーラー凝固装置を併用すると容易に凝固止血ができる 図9 。動眼神経は通常切開部位の外側に位置するため，この操作で障害することはない。 表1 に内頚動脈瘤各部位別の前床突起とテント縁の処置を示すが，cave瘤や眼動脈分岐部瘤など，いわゆるparaclinoid瘤では前床突起の切除を全例で必要としている。IC-PC瘤でも約45例中11例(24.4％)に前床突起の切除やテント縁の切開処置を必要としている。IC-PC瘤の多くでは単純なクリッピングではなく，それらの処置に対する準備が必要であることを銘記するべきである。

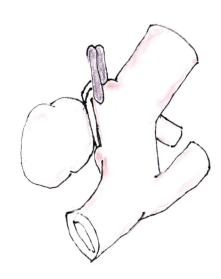

図7 **左IC-PC瘤のクリッピング**
（文献8より）
右利き術者で左IC-PC瘤のクリッピングを行う場合，バイオネット型クリップはクリップブレード全長が観察され使用しやすい。

図8 **IC-PC瘤に対する前床突起の切除**（文献8より）
Pcomが内頚動脈近位から分岐すると，IC-PC瘤の近位ネックが確保できない。このため前床突起を切除し，クリップ挿入のためのスペースを確保する必要がある。

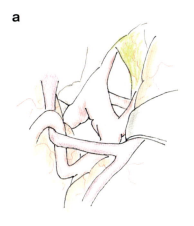
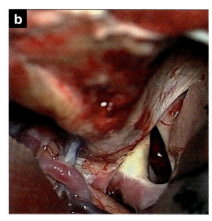
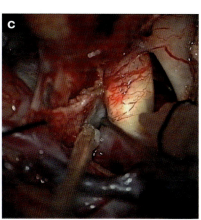

図9 IC-PC瘤に対するテント縁の切開（文献8より）

IC-PC瘤の近位ネックが確保できない場合，テント縁を切開することでクリップ挿入のためのスペースを確保する。このテント縁は海綿静脈洞に繋がる部位で，単純な凝固操作では止血できないことが多い。モノポーラー凝固装置を併用すると，容易に凝固止血ができる。クリップが挿入されるスペースが確保されている（b：⇨）

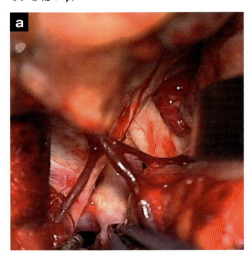
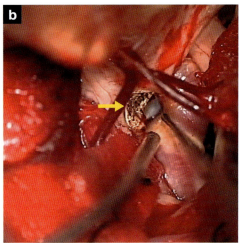

表1 各部位内頚動脈瘤に対する前床突起の切除とテント切開の必要性

2006年から2010年までに手術した内頚動脈瘤74例中，paraclinoid瘤6例では全例に前床突起の切除を要した。IC-PC瘤45例では約25％の11例に，瘤近位ネック確保のため前床突起の切除またはテント切開を要した。

	ant. clinoidectomy	tent incision
Cave（n：3）	3（100％）	0
IC-Oph（n：3）	3（100％）	0
IC-PC（n：45）	4（8.8％）	7（15.6％）
IC-Ach（n：23）	0	0

 Pitfall

後床突起周辺の硬膜が折り返る部分にクリップの先端が接触し，クリップ自体の挿入が困難になることにも多い。これも内頚動脈瘤の手術における重要なピットフォールである。このような場合も前床突起の切除を行うべきで，またクリップ挿入時は内頚動脈の一時遮断が必要になることも多い。瘤が内側で後床突起に近づいて存在する場合はその後床突起を乗り越えるようなクリップ挿入が必要になる 図10 。
これらクリップ挿入が妨げられる症例では，瘤がテント縁に近く内側に存在する。クリッピングに際しクリップ鉗子がテント縁に引っ掛かり，深く挿入できないこともある。このような場合は，長めのクリップを選択する必要がある。

8 動脈瘤と前脈絡叢動脈との癒着 図11 [6]

　やや大きめのIC-PC瘤が前脈絡叢動脈と癒着する場合がある。この癒着を剥離せずクリッピングすると，内側に存在するPcom穿通枝を損傷する可能性がある。癒着の剥離には血管縫合用のマイクロ鑷子を使用し，その背を動脈瘤と穿通枝の間に滑り込ませ，ゆっくりていねいに掃くように操作する。また，この癒着の剥離操作には瘤の近位動脈を確保し，場合によっては一時遮断を行って操作を行うことも考慮する。

図10 後床突起を乗り越えるようなクリップの挿入(文献8より)

後床突起周辺の硬膜が折り返る部分にクリップの先端が接触し，クリップ自体の挿入が困難になることにも多い．瘤が内側で後床突起に近づいて存在する場合(a；→)，その後床突起を乗り越えるようなクリップの挿入が必要になることも多い．内頚動脈の一時遮断と長めのクリップ使用が推奨される．

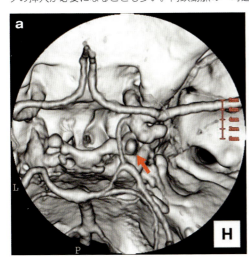
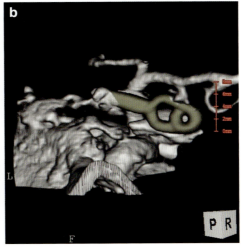

図11 内頚動脈瘤と前脈絡叢動脈の癒着の剥離(文献8より)

右内頚動脈瘤に癒着した前脈絡叢動脈を剥離すると(a)，その後方に後交通動脈からの穿通枝が確認された(b)．後交通動脈の穿通枝は上方へと走行するため，動脈瘤遠位ネックの後方でこの穿通枝を確認することが重要である(c)．

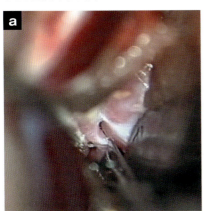
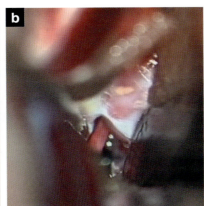
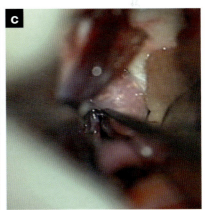

9 穿通枝を温存するためのdouble clip technique 図12

　後交通動脈や前脈絡叢動脈の分岐部を温存してクリッピングしても，それら細い穿通枝がクリップに挟み込まれる場合がある．このような場合，最初にかけたクリップの遠位にもう一つクリップをかけ，最初のクリップを少し引き抜くことで分岐部から分枝する穿通枝の温存が可能である．この操作にバイオネット型クリップとストレートクリップの組み合わせが適している．クリップヘッド間に隙間があり，引く抜く操作が容易である．右利き術者にとっては，左内頚動脈瘤では最初のクリップにバイオネット型クリップを，逆に右内頚動脈では最初のクリップにストレートクリップを使用するのがその後の操作を行ううえで便利である．

10 術中破裂への対応

　内頚動脈瘤からの術中破裂は出血量も多く，処置がもたつくと出血が深部に回り込んで著しい脳腫脹を招く．この状態が続けば術野は狭くなるため，手術操作はさらに困難なもの

図12 穿通枝を温存するためのdouble clip technique（文献6より）

後交通動脈や前脈絡叢動脈の分岐部を温存してクリッピングしても，それら細い穿通枝がクリップに挟み込まれる場合がある（a）。このような場合，最初にかけたクリップの遠位にもう一つクリップをかけ，最初のクリップを引き抜くことで分岐部から分枝する穿通枝の温存が可能である（b）。この操作にバイオネット型クリップとストレートクリップの組み合わせが適している。クリップヘッド間に隙間があり，引き抜く操作が容易である。

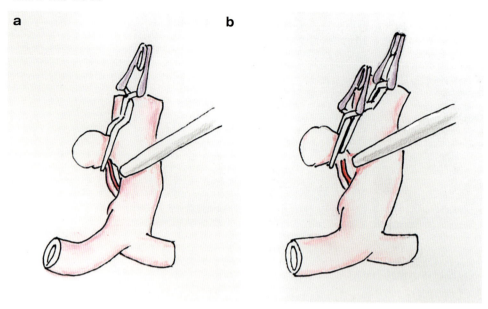

となる。まず助手または手術場スタッフによる頚部内頚動脈の用手的圧迫を行い，出血量を減じる。この操作を行いつつ，動脈性出血を太い吸引管で吸引除去し，近位内頚動脈に一時遮断を試みる。吸引管によるpoint suckingを行い出血点を吸引しつつネッククリッピングするが，止血後に穿通枝を挟んでいないか否かを十分確認する必要がある。術中出血が起こった瞬間は動脈瘤を剥離しているときであり，顕微鏡視野（視軸）はクリッピングに適したものではない。視軸をずらしてクリッピングに適した視野を作ることが重要である。これらは慌てた状態での操作であり，穿通枝の温存が確認されたものではない。クリップのかけ替えが必要な場合も多く，血腫を洗浄吸引しながら至適なクリッピングが行われているかを再確認する。前述のごとく動脈瘤が大きなもの，瘤が頭蓋底に接し近位ネックの確保が容易でない症例では術中破裂することも多く，あらかじめ頚部で内頚動脈を確保することも考慮する。たとえ術中破裂を起こしても慌てず，それによる障害を最小限なものにとどめる操作が必要である。

11 動眼神経の保護

くも膜下出血例では瘤周辺の視認性が不良で，テント下外側に存在する動眼神経が確認できない状態での手術操作となる。常に動眼神経の存在を意識することが重要である。特に左IC-PC瘤の場合，右利き術者は右手で操作する機器の先端に注意が集中する。このとき左手で持つ吸引管の先端が外側で動眼神経に触れている場合があり，術後動眼神経麻痺の原因となるため注意が必要である。

動眼神経麻痺で発症した例では瘤がテント下外後方に突出し，動眼神経に接している。クリッピング後に瘤の剥離を試みると，動眼神経を障害する可能性がある。このような場合は，蛍光脳血管撮影でcomplete clippingを確認するほうが安全である。

文献

1) Goldberg HI: The anterior choroidal artery. Radiology of the skull and brain Volume 2, book 2 (Newton TH and Potts DG editors) Saint Lous：The C.V.Mosby Company 1974, p1628-1658.
2) 波出石弘：シルビウスの開放. 脳外速報, 2003; 13: 931-5.
3) 波出石弘：クリッピングの工夫. 脳外速報, 2003; 15: 228-32.
4) 波出石弘, 鈴木明文, 師井淳太：脳動脈瘤手術の工夫. 脳卒中の外, 2006; 34: 340-6.
5) 波出石弘：手術に必要な血管解剖. 脳神経外科エキスパート 前頭葉・側頭葉, 中外医学社, 2008, p10-24.
6) 波出石弘：内頚動脈−後交通動脈瘤, 内頚動脈−前脈絡叢動脈瘤, 内頚動脈先端部動脈瘤. 脳神経外科エキスパート 脳動脈瘤, 中外医学社, 2009, p71-82.
7) 波出石弘：手術アプローチとシルビウス裂の開放. シミュレーションで経験する手術・IVR 中大脳動脈瘤のすべて, メディカ出版, 2014, p36-42.
8) 波出石弘：内頚動脈瘤の特徴と手術. シミュレーションで経験する手術・IVR 内頚動脈瘤のすべて, メディカ出版, 2015, p31-42.
9) 坂田義則, 波出石弘：Pcom. 脳動脈コンプリート-開頭手術と血管内治療のために, 中外医学社, in press.
10) Tanabe J, et al: Impact of right-sided aneurysm, rupture status, and size of aneurysm on perforating infarction following microsurgical clipping of posterior communicating artery aneurysms with a distal trans sylvian approach. World Neurosurgery 2018; 111: 905-11.
11) Marinković S, et al: Huge uncal branch of the anterior choroidal artery. Neurol Med Chir (Tokyo) 1994; 34: 423-8.
12) Yasargil MG: Anterior choroidal artery. Microneurosurgery Vol 1, Stuttgart, New York; Georg Thieme Verlag 1984, p66-70.

内頚動脈前脈絡叢動脈分岐部および内頚動脈分岐部動脈瘤のクリッピング術

山梨大学大学院医学工学総合研究部脳神経外科　**吉岡秀幸，木内博之**

Summary

前脈絡叢動脈瘤および内頚動脈分岐部動脈瘤のクリッピング術では，前脈絡叢動脈をはじめとする穿通枝の確実な温存がきわめて重要となる．運動誘発電位（motor evoked potential；MEP），蛍光血管撮影や内視鏡を用いたモニタリング下での穿通枝のていねいな剥離温存と，特に前脈絡叢動脈瘤では分岐血管起始部を狭窄させないクリッピングが必須の手技となる．

Outline

手術戦略

- 前脈絡叢動脈の閉塞は，重篤なAbbie症候群（Monakow症候群）をきたす．本動脈は脆弱性が高く容易に閉塞しうるため，前脈絡叢動脈瘤のクリッピングではこの温存に最大の注意を払う．起始部に十分な余裕を持たせてクリッピングし，動脈瘤後方を巻き付くように走行する前脈絡叢動脈をブレードで挟まないように留意する．この観察には神経内視鏡が有用である．
- 内頚動脈分岐部動脈瘤は高位に存在し，上方からの視野が制限される状況下で，前脈絡叢動脈やHeubner動脈をはじめとする穿通枝を温存する必要がある．下方および外側からの視野展開が主体となるため，広くシルビウス裂を剥離し，大きな術野を作る必要がある．動脈瘤の裏面で穿通枝が癒着している場合が多く，十分に確認したうえでクリッピングを行う．
- 本部位の動脈瘤では，神経内視鏡や蛍光血管撮影に加え，MEPによるモニタリングが必須である．

手技のステップ

1. セットアップとモニタリングの準備（蛍光血管撮影，神経内視鏡，運動誘発電位）
2. 開頭
3. 内頚動脈近位側の確保
4. シルビウス裂の開放
5. 動脈瘤周囲の剥離，クリッピング，クリッピング後の確認

はじめに

　内頚動脈前脈絡叢動脈分岐部動脈瘤はしばしば遭遇する動脈瘤であるが，クリッピング術の手術合併症リスクが高く，特に前脈絡叢動脈の閉塞が重篤なAbbie症候群（Monakow症候群）をきたすことはよく知られている。これは，前脈絡叢動脈は動脈瘤に巻き付くように後方を走行することが多く，クリッピング時に動脈瘤の裏面で閉塞させうる解剖学的特徴を有するためである。また，本動脈は穿通枝のために脆弱性が高く，さらに，側副血行に乏しい症例が多いことも閉塞のリスクを高める要因である。このため，近年では蛍光血管撮影やMEPが必須のモニタリングとなっており，また，動脈瘤裏面のような顕微鏡死角の観察には，神経内視鏡が威力を発揮する。

　一方，内頚動脈分岐部動脈瘤は高位に存在し，その周囲に前脈絡叢動脈のほか，Heubner動脈や，内頚動脈終末部，中大脳動脈近位部および前大脳動脈近位部から分岐する穿通枝が多数存在する特徴を有する。このため，上方からの視野が制限される状況で，これら穿通枝を温存する必要がある。特に，動脈瘤が後方に突出する場合には，穿通枝が動脈瘤に癒着している場合が多く，手術難易度が高くなる。

　本稿では，当科での工夫を交じえ，前脈絡叢動脈瘤および内頚動脈分岐部動脈瘤での手術手技を概説する。

手術手技

1 セットアップとモニタリングの準備

■ 手術体位

　仰臥位で手術台の背板の角度を15～20°上げ，下肢を挙上する。頭部は頭軸を床面に対してほぼ水平に保ちつつ，対側に約30°回旋する。術者や助手のワーキングスペースをなるべく広くするために，頭部正中軸は体幹正中軸に対して20°対側に傾ける。

■ 術中モニタリング

　親動脈や穿通枝の血流確認のため，超音波ドップラーに加え，インドシアニングリーン（ICG）やフルオレセインを用いた蛍光血管撮影の準備を行う。フルオレセインの静脈内投与では，まれではあるが血管迷走反射や急性過敏反応が報告されており，これらの予防のために前処置としてステロイド（ヒドロコルチゾン100mg）を投与しておく。経静脈投与による蛍光血管撮影が最も広く行われている方法であるが，頚部頚動脈へ留置したカテーテルより経動脈的に投与する動注法では，希釈した蛍光色素によりクリアランスとコントラストに優れた蛍光造影が短時間のうちに繰り返し行うことができる[1]。多発脳動脈瘤や，クリップを複数回かけ直す可能性がある巨大大型脳動脈瘤のクリッピング術などでは，本方法が有用である。

　神経内視鏡は顕微鏡視野死角を描出し，脳深部まで到達する十分な光量と，顕微鏡を凌駕する拡大率を提供する。外径が2.7mmで，側視角は0°，30°，および70°の硬性鏡を用い，その固定にはカメラ内蔵型のEndoArm®（オリンパス社）もしくはユニアーム®（三鷹光器）が有用である。固定装置の使用により，顕微鏡と内視鏡の双方の情報を統合しながら手術操作を行うことが可能であり，動脈瘤の全貌をリアルタイムに観察しながらクリッピングできる。また，通常の内視鏡では脳血流の観察は不可能であるが，当科ではICGとフルオレセインの蛍光内視鏡システムを開発し，この欠点を解消している[2,3]。

　前脈絡叢動脈瘤や内頚動脈分岐部動脈瘤では，術後の運動麻痺の発生を防ぐため，上述の蛍光血管撮影や内視鏡による形態学的モニタリングに加え，神経生理学的モニタリングであるMEPが必須である。MEPには直接脳表刺激法と経頭蓋刺激法があり，それぞれ利点と欠点を有する。直接刺激法は，虚血による錐体路障害への感度がよいが，電極挿入時

の架橋静脈損傷の危険性や，髄液吸引による電極と脳表の設置不良による不安定性などの課題がある．これに対し，経頭蓋刺激法ではMEPの高い検出率が得られるが，刺激強度が強くなるため体動による顕微鏡操作への影響が出やすいことと，直接刺激法に比べて感度が低い問題がある．どちらの方法でも，麻酔導入時の気管挿管以降は筋弛緩薬を使用せず，完全静脈麻酔で麻酔を維持する必要がある．

2 開頭

　開頭は通常の前頭側頭開頭を行う．内視鏡を使用する場合には，開頭の内側下縁から挿入することが多いため，前頭洞が開放しない範囲で内側を広めに開頭する．

3 内頸動脈近位側の確保（母血管の確保）

　頭蓋内操作の最初の手技は，内頸動脈近位側の確保である．未破裂動脈瘤ではシルビウス裂を末梢側から剥離していくが，破裂例ではシルビウス裂を開放する前に，視神経を目安にsubfrontalにアプローチし，前床突起のそばで内頸動脈を剥離し確保する．あるいは，シルビウス裂を開放して動脈瘤近傍には触れず，安全な部位をたどって内頸動脈の近位部を確保するなど，症例ごとにアプローチを工夫する．破裂脳動脈瘤重症例で脳圧が亢進している場合には，脳室ドレナージを行い，髄液を十分に排出させてから処置を進める．

4 シルビウス裂の開放

　次いで，前頭葉と側頭葉を係留しているくも膜を広範に切離する．中大脳動脈を目標として，これに沿うようにシルビウス裂を中枢側へと剥離し，脳底槽とつなげると内頸動脈の分岐部が確認される．ここから内頸動脈の前縁に沿って視神経との間のスペースを剥離し，optico-carotid spaceを確保する．

> **Essential Techniques**
>
> 操作の各ステップで，万が一，術中破裂を起こしても，迅速に無血野を確保できるようにシミュレーションしておく．

5 動脈瘤周囲の剥離，クリッピング，クリッピング後の確認

■前脈絡叢動脈瘤

　前脈絡叢動脈が分岐している内頸動脈後方の剥離に移るが，前脈絡叢動脈瘤の多くは外側に発育し，ドームが側頭葉内側面に埋没していることも少なくない．このため，剥離の際には脳，特に側頭葉に緊張をかけないようにし，破裂例ではていねいに血腫の吸引や洗浄を行う．また，外側には動眼神経が存在するため，その損傷にも注意する．内頸動脈の遠位側と前大脳動脈，中大脳動脈を確保し，さらに後交通動脈と前脈絡叢動脈の分岐部を確認する．ネックの近位側でtemporary clipをかけるスペースを確かめておく．
　前脈絡叢動脈は，内頸動脈の遠位端から5mm程度近位側から分岐するとされるが，この部位から分岐する穿通枝は，1本から複数本とvariationがある．分岐部位も1カ所とは限らず，動脈瘤の遠位側からも分岐がみられることがあり 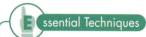，そのいずれが錐

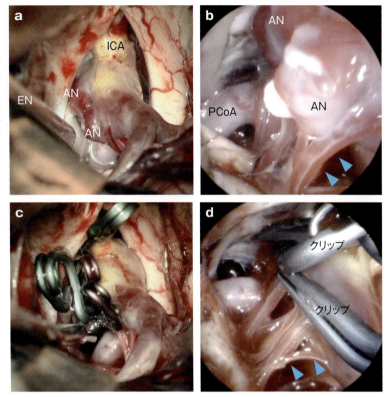

図1 未破裂左内頚動脈後交通動脈瘤および左内頚動脈前脈絡叢動脈瘤

後交通動脈分岐部と前脈絡叢動脈分岐部の2個の動脈瘤を認める。内視鏡を内頚動脈の外側に挿入し観察すると，動脈瘤と分岐血管の位置関係が明瞭に確認できる(a, b)。前脈絡叢動脈は数カ所から分岐し，動脈瘤の遠位側からも分岐している(▶)。クリッピング後，外側からの内視鏡観察により動脈瘤が完全閉塞し，後交通動脈と前脈絡叢動脈が温存されていることが明瞭に描出されている(c, d)。
AN：動脈瘤，EN：内視鏡，ICA：内頚動脈，PCoA：後交通動脈

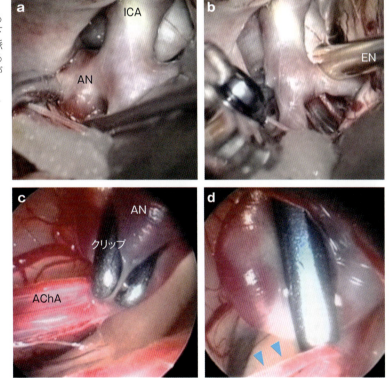

図2 未破裂左内頚動脈前脈絡叢動脈瘤

外側へ突出する内頚動脈前脈絡叢動脈瘤を認める(a)。内頚動脈内側へ挿入した内視鏡での観察下にクリッピングを行った(b)。内視鏡により前脈絡叢動脈が温存されていることが確認できる(c)。動脈瘤の遠位部からも複数の穿通枝(▶)が分岐している(d)。
AChA：前脈絡叢動脈，AN：動脈瘤，EN：内視鏡，ICA：内頚動脈

体路を栄養するかを術中に判断するのは困難である。

　後交通動脈と異なり，前脈絡叢動脈は多くの場合で動脈瘤に巻き付くように後方を走行する。このため，動脈瘤のネックは全周性に剥離しておかなければならないが，通常，外側からのみではその確認が困難である。内頚動脈の内側からの観察に加えて，内頚動脈分岐部の遠位側からの観察や剥離が有効なこともあるが，このような顕微鏡死角の観察には

内視鏡が有用である．内視鏡は内頚動脈の内側あるいは外側より挿入し，顕微鏡視軸ならびに術者の手の動きを妨げないように固定する．顕微鏡はシルビウス裂の遠位から内頚動脈の前外側面を観察しているため，この死角を観察する目的で内視鏡を内側前方の前頭蓋底側から挿入し，内頚動脈の内側（prechiasmatic cistern またはoptico-carotid triangle）に固定することが多い．内側からの観察で，動脈瘤内側面と前脈絡叢動脈との関係が明瞭化するが，動脈瘤が小型で外側に内視鏡を挿入するスペースがある場合には，こちらからの観察により動脈瘤と穿通枝の位置関係がより鮮明となることもある．

内視鏡の術野への導入は，神経損傷などの合併症を発生させるリスクを伴うため，術者ならびに助手は内視鏡操作に十二分に注意する．特に側視角の強い内視鏡では，レンズ中心から先端までの距離が長いため，内視鏡の画像に注意を奪われ先端部で神経を損傷しないように注意する．

内視鏡による観察で，顕微鏡の死角に破裂部位，穿通枝，および神経などが確認された場合にはクリッピング後に再び内視鏡で観察することは当然であるが，術野に余裕がある場合には内視鏡支持装置を用いて内視鏡を固定し，顕微鏡と内視鏡の双方を観察しながらクリッピングする．

内視鏡を固定すると，クリップと動脈瘤ネックあるいは穿通枝との関係がリアルタイムに把握できるため，適切なクリッピングを1回の操作で完了することができる．

破裂急性期では，血腫に視野が遮られるので血腫の吸引が必要となる．顕微鏡下の操作において破裂部位が同定されるまでは，血腫の吸引操作をむやみに加えることは厳に慎むべきである．内視鏡で破裂部位が確認されたとしても，その部位に器具が届かず対処ができないことも考えられる．内視鏡で見えることと，その部位に処置を施せることとはまったく異なることを認識しておかなければならない．

前述のごとく前脈絡叢動脈は容易に閉塞しうるため，動脈瘤ネックと前脈絡叢動脈との間にブレードを挿入するときは，決して前脈絡叢動脈壁に緊張を与えないような配慮が必要となる．このようなクリッピングを行うと，ある程度はネックの残存が生じることになるが，内視鏡で観察しているとネックの残存が見られずにちょうどよいと思われるクリッピングは，概してきつすぎる傾向があり，本動脈瘤に関しては"Just fit is too tight"と考えるべきである 図3 ．特に，動脈瘤が小さい場合クリッピングは容易と思いがちであるが，小さいだけにしっかり挟もうとして起始部を狭窄させてはならない 図4 ．

前脈絡叢動脈が動脈瘤に癒着している場合，癒着が術野の浅い部位であれば慎重に剝離する．この際，前脈絡叢動脈は容易にspasmをきたし血流障害を生じるため，MEP波形

図3 未破裂左内頸動脈前脈絡叢動脈瘤

顕微鏡下では前脈絡叢動脈がまったく確認できないため(a),内側へ挿入した内視鏡観察下にクリッピングを行った(b)。クリップは前脈絡叢動脈の分岐を直接挟んでいないものの,しばらくすると分岐部の血流が途絶した(▷)(c)。血管壁が牽引されて狭窄が生じたものと判断し,穿通枝に狭窄を生じないようクリップをかけ直した(d)。
AChA:前脈絡叢動脈,AN:動脈瘤,EN:内視鏡,ICA:内頸動脈

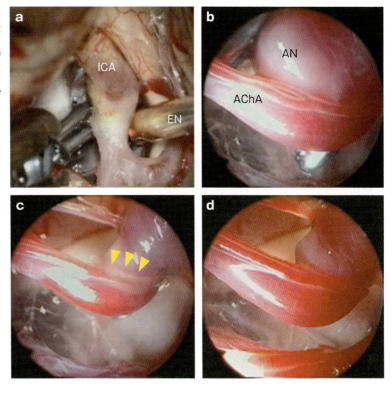

図4 未破裂左内頸動脈前脈絡叢動脈瘤

動脈瘤は小型(3mm大)で外側へ突出している。顕微鏡視野では動脈瘤の背後にある前脈絡叢動脈の起始部が観察できないが(a),内視鏡により起始部が明瞭に描出された(b)。数本の穿通枝が1本の本幹から分岐しているのがわかる(c)。クリップをかけると顕微鏡視野ではブレードにより穿通枝の観察が困難となるが(d),内視鏡により穿通枝の閉塞が確認でき(e),適切な位置にかけ直すことができた(f)。
AChA:前脈絡叢動脈,AN:動脈瘤,EN:内視鏡,ICA:内頸動脈

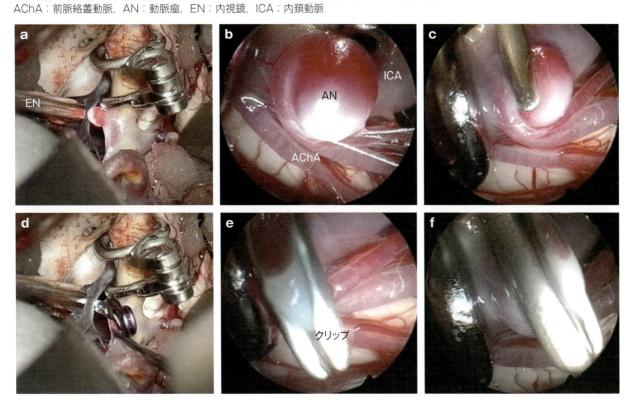

を観察しながら愛護的に剥離する。Spasmが生じた際には剥離操作をいったん中止し，塩酸パパベリンを塗布して血管径が回復するのを待つ。一方，癒着部位が近位側ネック付近で術野の奥となる場合には，剥離は困難となる。この場合も破裂部位は確実に閉塞すべきであるが，癒着している血管部分のネックは残さざるをえないこともある。ただし，動脈瘤壁にも厚さが存在するので，動脈瘤のネックを越えてクリップをかけないように，癒着している穿通枝よりわずかに手前でクリップの先端を止めると，動脈瘤の完全閉塞と穿通枝の温存の両方が可能なこともある。このためには，前脈絡叢動脈起始部の高倍率による直接観察が必要であり，内視鏡下に行うのが有用である 図5 。

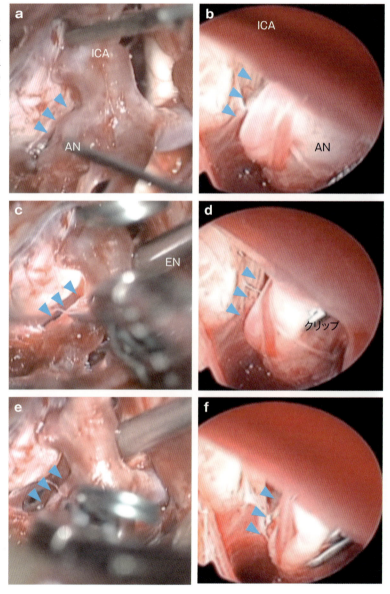

図5 破裂左内頚動脈前脈絡叢動脈瘤

前脈絡叢動脈（▶）は動脈瘤近位側ネックに強く癒着し，動脈瘤壁に沿って走行しており，剥離は困難と思われた（a, b）。内視鏡下に可及的にクリップを進め，癒着している穿通枝よりわずか手前でクリップの先端を止めた（c, d）。動脈瘤の完全閉塞と前脈絡叢動脈の温存が可能だった（e, f）。
AN：動脈瘤，EN：内視鏡，ICA：内頚動脈

クリッピング操作を通じてMEP波形に変化がないことを確認するが，万が一変化が見られた場合には進行中の操作を中断して速やかに術野の観察を行い，原因を探索する。そのうえで，1つ前の操作に戻ることが重要である。動脈瘤の完全閉塞と主幹動脈や穿通枝の血流温存の確認には，超音波ドップラーと蛍光血管撮影が有用である。内視鏡観察は，顕微鏡死角でのクリップブレードと動脈瘤および前脈絡叢動脈の位置関係を明瞭化するが，さらに内視鏡下蛍光撮影により顕微鏡死角の血流情報が得られる。顕微鏡と内視鏡下での蛍光血管撮影を組み合わせることにより，動脈瘤の完全閉塞と周囲血管の温存を確実に確認することが可能である 図6, 7 。

図6 未破裂左内頚動脈前脈絡叢動脈瘤

動脈瘤は外側へ突出し，顕微鏡下では前脈絡叢動脈の末梢部は観察できるものの（▷），動脈瘤の裏面は観察できない（a）。動脈瘤クリッピング後の顕微鏡下フルオレセイン血管撮影では，前脈絡叢動脈末梢部の血流が確認できる（b, c）。動脈瘤後方に内視鏡を挿入すると（d），動脈瘤裏面の前脈絡叢動脈が明瞭に観察され，起始部とクリップの間に十分なスペースがあることが確認できる。内視鏡下フルオレセイン血管撮影で，起始部を含めた前脈絡叢動脈の血流が観察できる。
AChA：前脈絡叢動脈，AN：動脈瘤，EN：内視鏡，ICA：内頚動脈

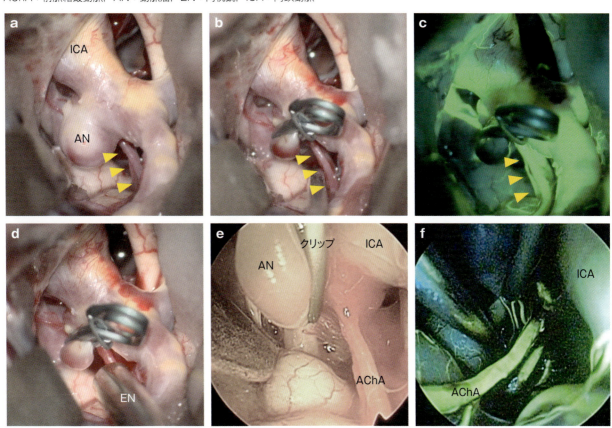

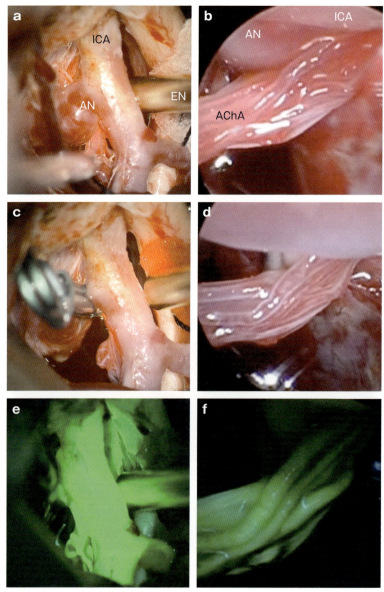

図7 破裂左内頚動脈前脈絡叢動脈瘤
動脈瘤近位側の内頚動脈を確保後，側頭葉を慎重に牽引し，動脈瘤を露出した。顕微鏡下では動脈瘤裏面の前脈絡叢動脈は観察できないが(a)，内側に挿入した内視鏡により，動脈瘤ネックと前脈絡叢動脈起始部の関係が明瞭に観察できる(b)。顕微鏡と内視鏡の同時観察下にクリッピングを行った(c, d)。顕微鏡下(e)および内視鏡下(f)フルオレセイン血管撮影で，起始部を含めた前脈絡叢動脈の血流を確認した。
AChA：前脈絡叢動脈，AN：動脈瘤，EN：内視鏡，ICA：内頚動脈

■ 内頚動脈分岐部動脈瘤

　内頚動脈分岐部動脈瘤では，下方および外側からの視野展開が主体となるため，広くシルビウス裂を剥離して大きな術野を作る必要がある。動脈瘤が前方に突出している場合にはドームが前頭葉に埋没しているため，前頭葉を極力牽引しないように気を付けてシルビウス裂を剥離する必要がある。M1に十分な可動性をもたせるため，必要に応じてはM2もしくはM1から分岐する前側頭動脈を側頭葉から剥離する。また，A1に沿って前頭葉底部との間のくも膜を切開し，視神経，A1，前頭葉底部を剥離しておく 図8a 。近位側内頚動脈の確保後に動脈瘤周囲の剥離へ移るが，この際，内頚動脈分岐部周辺には前脈絡叢動脈のほか，Heubner動脈，M1から分岐するmedial lenticulostriate artery やA1から分岐する穿通枝などが多数存在する。これらすべての穿通枝を確認する必要があるが，親動脈の遮断に備え最初に前脈絡叢動脈をしっかりと確認し，剥離する。

　小型の未破裂動脈瘤であれば，動脈瘤上の前頭葉の圧排によりスペースを確保し，動脈瘤の裏面を観察することが可能である。しかしながら，大型動脈瘤や破裂動脈瘤では，血流の一時遮断が必要となる場合が多い。前交通動脈を介するcross flowが良好な症例では，内頚動脈遠位部とともにA1もtemporary clipする必要がある。動脈瘤の内外側で穿通枝の確認と剥離を行った後，裏側の確認を行う。裏側の観察には内視鏡が有効であり，内頚動脈の内側もしくは外側に挿入して観察する 図8 。術野に余裕がある場合には，内視

図8 未破裂左内頸動脈分岐部動脈瘤

シルビウス裂を広く開放後，外側から視野を展開し，内頸動脈分岐部の動脈瘤を確認した（a）。動脈瘤の外側壁には前脈絡叢動脈（▷）が癒着しており，これを剥離した（b）。外側に内視鏡を挿入し，動脈瘤の裏側に穿通枝が存在しないことを確認した（c, d）。顕微鏡と内視鏡の同時観察下にクリッピングを行った（e, f）。内視鏡を内側へ挿入し，ネックの残存がないことと前大脳動脈起始部に狭窄がないことを確認した。
AN：動脈瘤，EN：内視鏡，ICA：内頸動脈

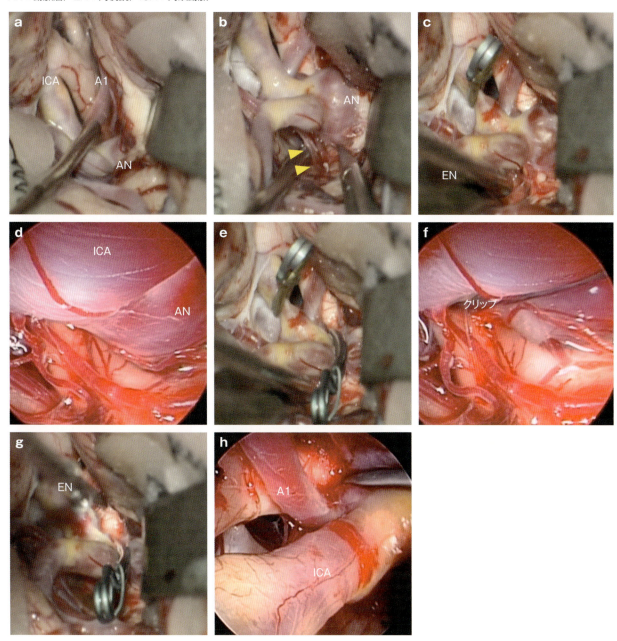

鏡を固定して顕微鏡と内視鏡の同時観察下でのクリッピングを行う。動脈瘤が後方に突出している場合には，前脈絡叢動脈をはじめとして動脈瘤裏面で穿通枝が癒着していることが多く，穿通枝を避ける工夫がより必要となる。

Advanced Techniques

剥離した穿通枝の温存には，動脈瘤ネックと穿通枝の間にサージセル®を挿入し，ブレードを入れるスペースが閉じないようにするKodamaらの方法が有用である[4] 図9。

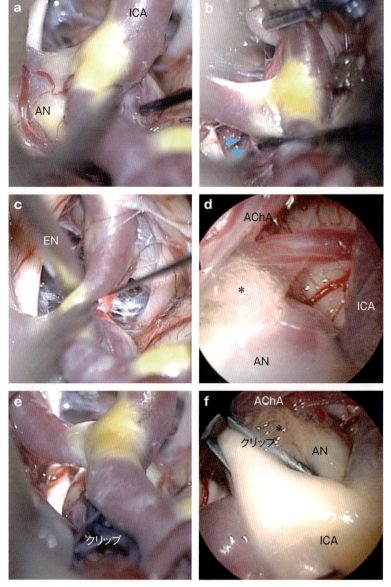

図9 未破裂右内頚動脈分岐部動脈瘤

内頚動脈分岐部に後方へ突出する動脈瘤を認める。動脈瘤の外側壁には前脈絡叢動脈の分岐血管が癒着していた(a)。内頚動脈をtemporary clipし、動脈瘤内側で前脈絡叢動脈(▶)を確認した(b)。内側に挿入した内視鏡観察下に、近位側ネックと前脈絡叢動脈を剥離した。両者の間にサージセル®(*)を挿入し、ブレードを入れるスペースが閉じないようにした(c, d)。動脈瘤の裏側に穿通枝が存在しないことを確認した(c, d)。外側から内側後方に向けてクリップを挿入し、動脈瘤を閉塞した(e)。内視鏡では、前脈絡叢動脈の温存とわずかなネック残存が確認できる(f)。
AChA：前脈絡叢動脈、AN：動脈瘤、EN：内視鏡、ICA：内頚動脈

　十分なネック周辺の剥離と裏側の確認後に、クリッピングを行う。裏側の確認なしでのクリッピングは穿通枝の閉塞や損傷につながり、術後穿通枝梗塞のリスクとなるため、厳に慎むべきである。クリップは多くの場合、外側から内側後方に向けて挿入されるため、その延長線上にある視索を損傷しないように注意する。

　クリッピング後の確認は前脈絡叢動脈瘤と同様であるが、視野が狭いことが多く慎重に穿通枝の温存を確認する。クリップブレードと動脈瘤および穿通枝の位置関係の確認には、内視鏡が有用であるが、内視鏡下蛍光撮影により手術の安全確実性が高まる 図10 。

おわりに

　前脈絡叢動脈瘤および内頚動脈分岐部動脈瘤におけるクリッピング術の基本的事項と留意点を、われわれの方法を含め紹介した。この部位のクリッピングでは、前脈絡叢動脈をはじめとする穿通枝への配慮がきわめて重要であり、MEPや蛍光血管撮影によるモニタリングが必須である。また、その観察には直線的視軸を持つ顕微鏡を補う内視鏡が有用であり、さらには、穿通枝血流をリアルタイムに観察可能な内視鏡下蛍光血管撮影により穿通枝閉塞のリスクを軽減させ、手術の安全性を向上することが可能である。

図10 破裂左内頚動脈分岐部動脈瘤

内頚動脈分岐部に後方向きの動脈瘤を認める(a)。動脈瘤外側壁に癒着する前脈絡叢動脈(▶)を剥離した(b)。動脈瘤の上方から彎曲クリップを挿入し，動脈瘤を閉塞した(c)。内側に挿入した内視鏡観察により，動脈瘤ネックの残存(＊)が確認できた(d)。有窓クリップをネックへ追加し，動脈瘤を完全閉塞した(e, f)。顕微鏡下(g)および内視鏡下(h)フルオレセイン血管撮影で，動脈瘤の完全閉塞と起始部を含めた前脈絡叢動脈の血流を確認した。

AChA：前脈絡叢動脈，AN：動脈瘤，EN：内視鏡，ICA：内頚動脈

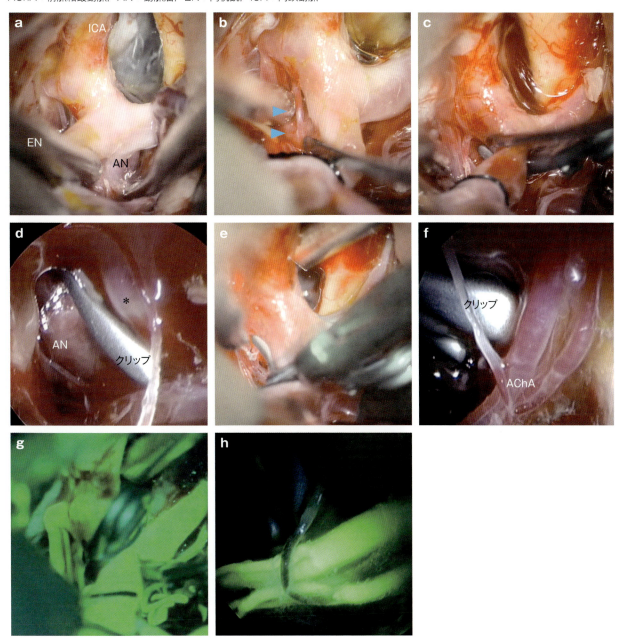

文献

1) Kuroda K, Kinouchi H, et al: Intra-arterial injection fluorescein videoangiography in aneurysm surgery. Neurosurgery 2013; 72: ons141-50.
2) Nishiyama Y, Kinouchi H, et al: Endoscopic indocyanine green video angiography in aneurysm surgery: an innovative method for intraoperative assessment of blood flow in vasculature hidden from microscopic view. J Neurosurg 2012; 117: 302-8.
3) Hashimoto K, Kinouchi H, et al: Efficacy of endoscopic fluorescein video angiography in aneurysm surgery-novel and innovative assessment of vascular blood flow in the dead angles of the microscope. Oper Neurosurg 2017; 13: 471-81.
4) Kodama N, Matsumoto M, et al: Preservation of the arteries around an aneurysm: practical use of oxycellulose. Technical note. J Neurosurg 1995; 83: 748-9.

中大脳動脈瘤クリッピング術

徳島大学医学部脳神経外科　髙木康志

Summary

　中大脳動脈瘤は今でも開頭手術が第一選択となる数少ない動脈瘤である。中大脳動脈瘤クリッピング術には，開頭，閉頭はいうまでもなく，シルビウス裂の剥離や動脈瘤の剥離などの基本手技が含まれている。脳神経外科専門医がまずは身につけるべき基本手術の一つである。

Outline

手術適応

　未破裂脳動脈瘤の手術適応としては，くも膜下出血の症例はいうまでもないが，未破裂の症例では大きさが5～7mm以上，または症候性の脳動脈瘤，後方循環，前交通動脈，および内頚動脈－後交通動脈部などの部位に存在する脳動脈瘤，dome neck aspect比が大きい・不整形・ブレブを有するなどの形態的特徴をもつ脳動脈瘤ということがあげられる。

手術戦略

　中大脳動脈瘤に対するクリッピングは，より深部の動脈瘤に比べ到達は容易であることが多いが，三次元的に複雑な形状をしたものが多く，また動脈硬化の存在や穿通枝の癒着などのために他の部位の動脈瘤クリッピングより必ずしも容易ではないことがある。術前の準備としては，前頭洞の確認，近位M1の確保，シルビウス静脈の走行などを確認することが必要である 図1, 2。前頭葉と側頭葉の位置関係，シルビウス裂の癒着の有無も確認のうえで手術に臨む必要がある 図3。術前画像から，M1が動脈瘤のある部位のdistal sideまたはproximal sideから確認できるかを確認しておく。Short M1の有無にも確認が必要である。動脈瘤の石灰化をCTで，周囲の脳実質との癒着については動脈瘤周囲のT2強調画像でのhyper intensityの有無で確認しておく 図4。術前の3D-CTや3D angiographyで動脈瘤と穿通枝の関係，ブレブの位置も確認しておく 図5。また，くも膜下出血の症例では，血腫の存在やくも膜下出血の広がり，水頭症の有無などにも気を付けなければならない。

手術のステップ

　動脈瘤クリッピング術は，脳神経外科専門医としては必ず身につけたい手技である。手術の手順としては，まずは体位をとることから始まる。皮切の向き，開頭範囲，前床突起の削除範囲，硬膜切開，脳べらのセッティング，脳べらのかけ方，シルビウス裂の剥離と範囲，動脈瘤の露出，クリップの選び方，そしてクリッピングと，われわれのやり方を中心に解説する。

1. 手術体位
2. 皮切・開頭
3. シルビウス裂の剥離
4. 動脈瘤の剥離
5. クリッピング
6. 閉頭

図1 前頭洞の発達程度の確認
a：頭部X-p
b：頭部単純CT
➡：前頭洞

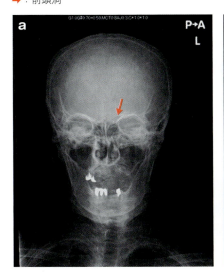
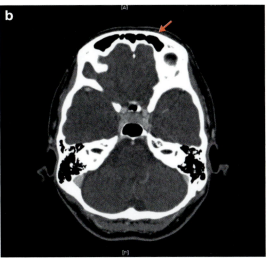

図2 近位M1の確保，シルビウス静脈の走行などの確認
a：術前脳血管CT．動脈瘤の形状とM1，M2の関連を確認している．
b：脳血管撮影．内頸動脈撮影，シルビウス静脈の走行と前頭葉の静脈系の発達を確認している．

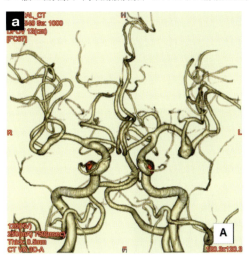
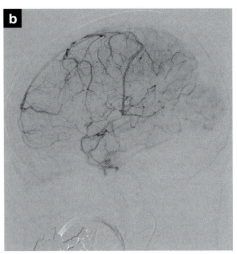

図3 シルビウス裂癒着の有無の確認

頭部MRI T2強調画像
a：シルビウス裂は狭く，展開が難しいことが予想される。
b：シルビウス裂は広く，展開が容易であることが予想される。

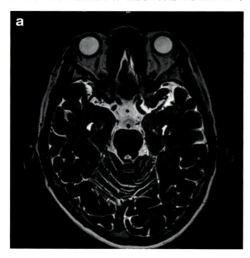
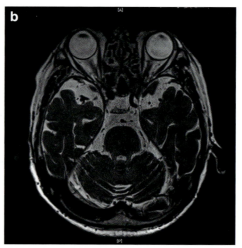

図4 hyper intensityの有無の確認

頭部MRI T2強調画像，動脈瘤周囲の髄液信号の確認。aとbいずれの動脈瘤も一部側頭葉に癒着している可能性が高い。
➡：動脈瘤

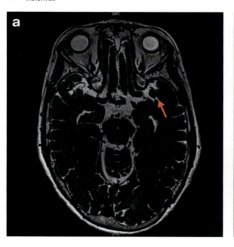
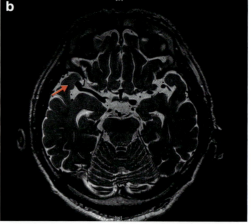

図5 動脈瘤と穿通枝の関係，ブレブの位置確認

動脈瘤(➡)とM1(⇨)の走行を確認している。

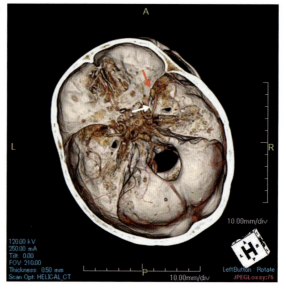

手術手技

1 手術体位

仰臥位で上体を20°挙上し，頭部を水平にして20°から30°回旋して，三点固定器に固定する．われわれはメイフィールド頭部三点固定器を用いている．三点の位置としては，その後のマイクロ手術の際に邪魔にならない場所を考えて固定することが重要であると考えている．われわれは，図6 の位置で頭部を固定することを好んでいる．また，マイクロ操作時頭の重い症例では推奨されないが，脇を締めて道具を操作するために頭部は臍の部位より低く位置させている．

2 皮切・開頭

皮切は，浅側頭動脈の頭頂枝を温存するように耳介前部，浅側頭動脈の本幹と頭頂枝後方を囲んだ形を基本としている 図7 ．浅側頭動脈本幹が耳介の直前を走行しており，本幹後方に皮切を設けることが難しい場合には，本幹の前方を通り，浅側頭動脈前頭枝

図6 手術体位と皮切
a：三点固定器による頭部固定と皮膚切開．
b：上体を20°挙上している．

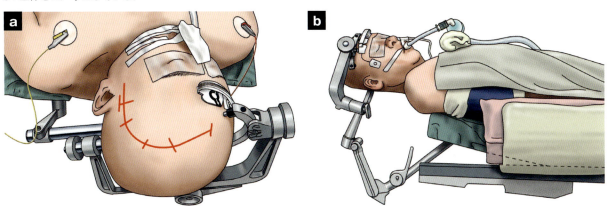

図7 皮切と開頭
脳べらを前頭葉にかけるため前頭蓋底に沿って開頭している．また，高齢者の場合には➡の位置にもバーホールを加えている．

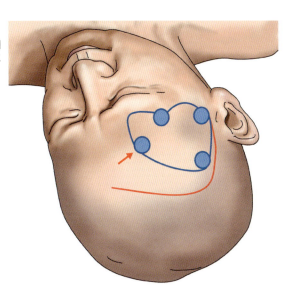

を横切るC字型の皮切を設けることもある 図6a 。この際，皮弁へいく血流が減少するが，それで問題が生じたことは経験していない。開頭は 図7 の位置にバーホールを設け開頭を行う。われわれは脳べらを前頭葉に，シルビウス裂に直交する方向でかけるので，前頭蓋底ぎりぎりに二横指の範囲を基本に開頭する，前頭葉：側頭葉が2：1に割合で露出するようにしている。高齢者では，前頭部の硬膜と骨が癒着していることが多いため，適宜，バーホールを追加するようにしている。また，前床突起の削除は，未破裂の症例では前頭葉側から側頭葉をのぞき込んだ際に，邪魔にならない程度の削除を基本としているが，くも膜下出血の症例では十分に削除したほうが，その後の手術が容易になる。

3 シルビウス裂の剥離 図8，9

脳べらをシルビウス裂に直行するようにかけ，側頭葉を吸引管で押さえ，くも膜にテン

図8 シルビウス裂の剥離1
a：開頭範囲
b：硬膜切開後
c：くも膜切開。脳べらと吸引管でテンションをかけくも膜を切開している。→：吸引管。
d：より深部に入るとベンシーツにテンションをかけてくも膜を切開している。

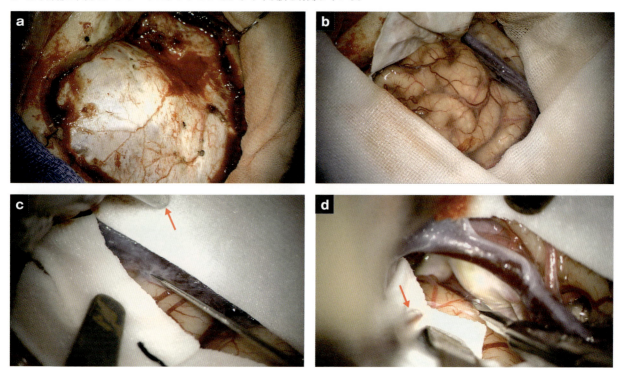

図9 シルビウス裂の剥離2
くも膜切開。脳べらと吸引管でテンションをかけくも膜を切開している。

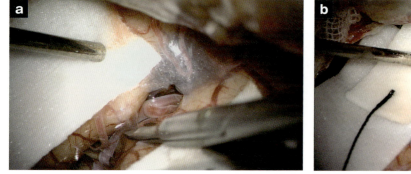

ションがかかるようにして，sharp dissectionを始める。表面のくも膜を切開し，深部へ進む際には，脳べらを剥離した範囲まで進めて，常にマイクロハサミで切開する部位に，常にテンションがかかるようにしてsharp dissectionを進めていく。

ssential Techniques

手術のスタイルとしては，『Two handsの流派』，『Four Handsの流派』などがある。ただし，マイクロハサミやマイクロメスを使ったsharp dissectionを使ってシルビウス裂を剥離するには，くも膜にテンションをかけることが必須である。

われわれは通常シルビウス静脈のfrontal側で剥離しているが，frontal lobeから流入する静脈は，その太さや還流状態を確認のうえ，凝固するか剥離して残すかを決めている。症例によっては，ICG videoangiographyを使って還流を確認する。シルビウス裂の剥離が進みM2が確保できれば，M1を確認し，temporary clipをアプライする場所を確認しておく。動脈硬化が強い部位は避ける。

4 動脈瘤の剥離

動脈瘤を全周性に露出する。Short M1の場合はlimen insulaに動脈瘤が隠れるため，動脈瘤周囲の確認が難しい。特に，動脈瘤が大きい場合には，穿通枝の癒着が見えにくく，必ず動脈瘤のドームを翻転して穿通枝の癒着がないかどうか確認しなければならない。Short M1の症例ではMEPモニタリングを必ず行うようにしている 図10, 11 。

dvanced Techniques

M1, M2からの穿通枝は剥離面の背側から分岐しているため，ドームの裏側を確認するのが重要である。また，insula表面の静脈損傷も避ける必要がある。

図10 動脈瘤の剥離1
MEP用の電極を脳表に挿入している。

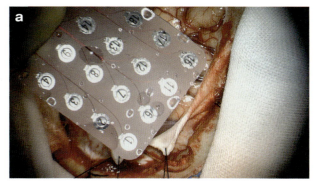
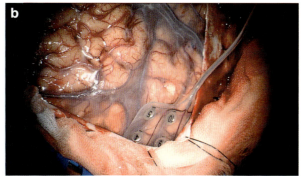

図11 動脈瘤の剥離2

Short M1の症例。
a：剥離前，limen insulaにより動脈瘤は確認できない。
b：動脈瘤を全周性に剥離し穿通枝がないことを確認している。
c：クリッピング。

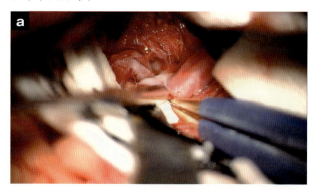
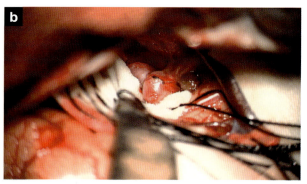
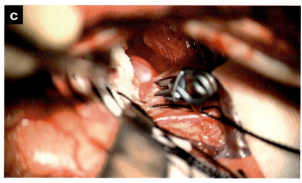

5 クリッピング

　中大脳動脈瘤はbroad neckの症例が多く，1本のstraight clipでM2にkinkingが起こる場合には，curved clipや複数本のクリップを用いてkinkingを避けなければならない。ネックに全周性の動脈硬化病変がある場合は，病変を避けてクリッピングする。しかし，全周性に動脈硬化病変がある症例はまれで，ネックの一部が硬化している場合が多い。この場合，硬化部分を含んでクリッピングするとM2のkinkingをきたしやすく，硬化部分をクリッピングに含まないようにするとよい 図12, 13 。また，ネックの硬化は必ずしもサイズの大きい動脈瘤ばかりではないが，やはり大きな動脈瘤に多く，通常複数本のクリップを必要とする。

 Pitfall

動脈硬化が強い症例では，ネックに近い動脈硬化部分は避けて，壁の赤い薄い部分の血流を確実に遮断する。特に高齢者では，ネックぎりぎりにクリッピングを行うことにこだわらない。

　中大脳動脈瘤には穿通枝が癒着している場合が多く，穿通枝の剥離が必要になる症例も多い 図14, 15 。穿通枝は全体が均質に癒着していることは少なく，癒着が少ない部分をとっかかりにして，各種のへらやマイクロハサミを使って剥離していく。ただし，クリッピングできる場所が確保されれば，完全に剥離することにこだわるべきではないと考えている。クリッピング完成後，ICG videoangiographyとマイクロドップラーで動脈瘤の血流消失と穿通枝を含めた分枝の血流を必ず確認する。

図12 クリッピング1

a：剥離後。
b：まずM2に平行にクリッピング。
c：残った膨らみを確認している。
d：クリッピング後。

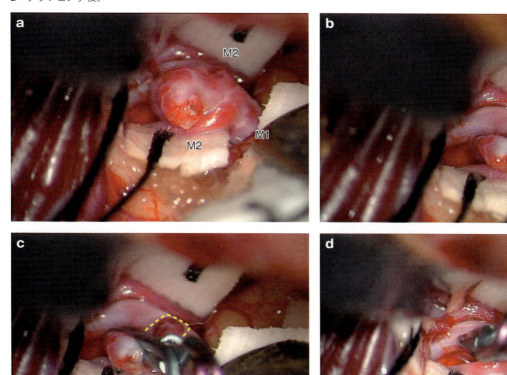

図13 クリッピング2

a：クリッピング前。
b：クリッピング後。動脈硬化病変を避けてクリッピングを完成している。

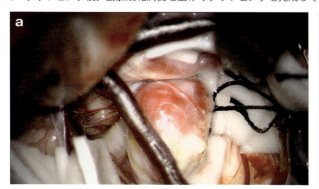
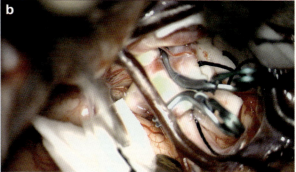

dvanced Techniques

剥離のとっかかりができれば，吸引管やマイクロ鑷子で動脈にテンションをかけると，sharp dissectionできるスペースが生まれる。

図14　中大脳動脈瘤の穿通枝剥離1
a：クリッピング前。
b：クリッピング後。ドームに癒着した分枝を剥離した後にクリッピングを行っている。

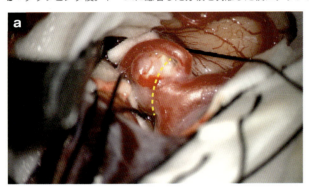
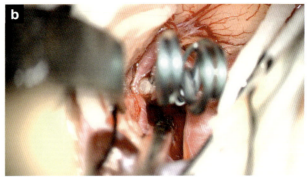

図15　中大脳動脈瘤の穿通枝剥離2
a：クリッピング前。穿通枝がドームに癒着している。
b：穿通枝を剥離後，ドームに癒着した静脈を剥離している。
c：静脈を剥離しネックが完全に確保された。
d：クリッピング後。

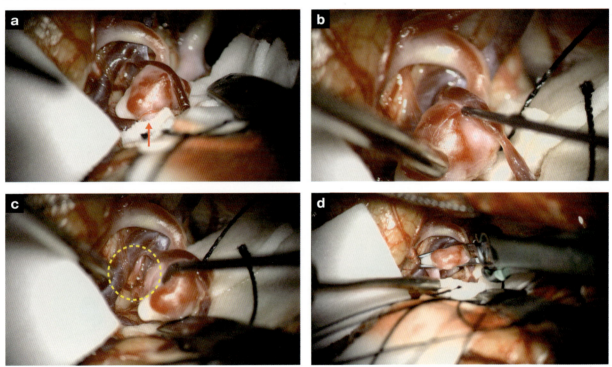

6　閉頭

硬膜をwater-tightに閉鎖し，骨弁をチタンプレートにて固定する。Key-holeの部位は，凹みが目立たないように，型を合わせたプレートを入れたり，骨ペーストやバーホールボタンを入れて工夫する。

図16 マイクロ手術の体勢

術者の脇の締め方，術野の高さ，マイクロののぞき方が特徴である。

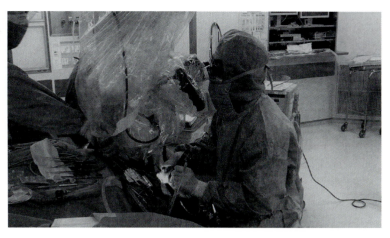

 マイクロ手術の際に，術者の姿勢が非常に重要だと考えている。図16のように脇を締め，自然な姿勢で手術するようにしている。われわれは肘置きを使っておらず，脇を締めることで道具を安定して使えると考えている。そのために，脳べら固定器は術野に近く配置し，蛇腹が術者の身体に当たらぬように配置している。また，術野は臍より下になるように頭部を固定している。

椎骨動脈-後下小脳動脈分岐部（VA-PICA）動脈瘤，後下小脳（PICA）動脈瘤クリッピング術

旭川赤十字病院脳神経外科　瀧澤克己

Summary

椎骨動脈-後下小脳動脈（verteral artery-posterior inferior cerebellar artery：VA-PICA）分岐部には通常の嚢状動脈瘤のみではなく，解離，紡錘状を含めたさまざまな病態の動脈瘤が発生する。血管内治療の適応とされる症例が増えているが，破裂例での確実な止血，穿通枝の温存，PICAの血行再建，などの観点からは開頭手術に優位性があり，開頭手術が不要となることはない。逆にいえば，今後開頭手術の適応とされるのはバイパス手術併用を前提とするような難治症例となる可能性が高く，血管外科医としてはこの部位の動脈瘤を開頭術で治療するための知識，技術を身につけておく必要がある。バイパス術併用を前提とした流れで，本動脈瘤の開頭術の手術手技を詳述する。

Outline

手術適応

破裂例はすべて適応となる。特に解離性では発症早期24時間以内の再破裂率が高いため，手術は可及的早期に計画する。未破裂例では他部位動脈瘤と同様で，患者要因，破裂リスク，治療リスクなどを勘案し適応を決める必要がある。特に（血栓化）紡錘状動脈瘤などで治療として母血管閉塞（trappingもしくは中枢遮断）が必要となるような症例では，椎骨動脈閉塞に伴う穿通枝障害の合併の危険性があるため，手術戦略とともに手術介入のタイミングが重要となる。

手術戦略

手術での注意点は，動脈瘤からの出血（再出血）・増大の確実な防止，穿通枝障害などによる虚血合併症や下位脳神経障害などの手術合併症の回避に集約される。そのためには適切なアプローチの選択，動脈瘤処置が必要となる。術前の画像評価としては，MRI，3D-CTA，DSAを行うが，はじめから開頭術を前提とする場合にはDSAは必ずしも必要ではない。3D-CTAは動脈瘤の局在を把握しやすく，MRIや3D-CTAの元画像からは動脈瘤の性状（石灰化や血栓化の有無，解離の診断など）を認識する。開頭はS状静脈洞，頚静脈球の近傍となるため，静脈洞の優位側，頚静脈球の高位，emissary veinの発達程度，などの確認も重要である。最終的に動脈瘤処置をどのようにするかの戦略（母血管閉塞やtrappingが可能か？PICAの再建は必要か？など）を考えるためには，対側椎骨動脈の発達の程度，穿通枝の存在部位（術前画像からの完全な把握は困難である），動脈瘤とPICA分岐部との関係などを把握する必要がある。

手術のステップ

1. 体位取り（パークベンチ体位）
2. 皮切，後頭動脈（OA）の確保，筋層剥離，椎骨動脈（V3）の確保
3. 開頭（trans-condylar fossa approach）
4. アプローチ，動脈瘤の確認
5. OA-PICA anastomosis
6. 動脈瘤処置
7. 閉創

手術手技

1 体位取り（パークベンチ体位）

　健側を下にしたパークベンチ体位とする　図1　。手術アプローチに適しているのみでなく，褥瘡の発生や神経麻痺などの体位に起因する合併症の予防には他の体位以上に十分な配慮が必要である。頭蓋内圧・静脈圧を低減させるために上体を挙上，ややface down気味に頸部を伸展，側屈させて頭部が水平からvertex downとなるようにする。この際に，患側の頸静脈の圧迫や腋窩部への過度の荷重負荷を避ける。患側の肩が術野へのアプローチを制限しないようにすることも重要である。布バンド・テープなどを用いて肩を尾側に牽引する方法が一般的であるが，長時間の過度の牽引は腕神経叢麻痺のリスクがあるため注意を要する。上体はやや腹臥位気味とし，低めに設定した手台に上肢を乗せて固定することで，術野と肩の軸がずれて肩が術野を邪魔しない自然な体位となり，肩の牽引をする必要がない。

図1 体位
上体を挙上し，頭部は水平になるようにする（a）が，腋窩部（➡）に過度の荷重がかからないように注意する。体の軸をずらし（b），上肢を低く手台に乗せて固定する（c）ことで，肩の牽引をしなくても自然な形で肩が術野を邪魔しない体位となる。

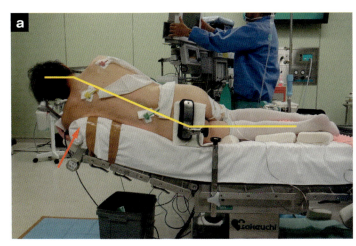
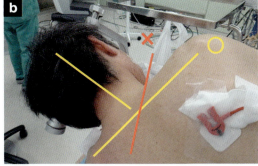
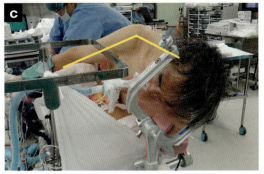

Essential Techniques

正しい体位取りはすべての手術の基本であり，体位の可否が手術結果の可否に直結する。パークベンチ体位は手順も繁雑で，頻用する体位ではないため，慣れていないと短時間で適切な体位取りを行うのは意外と簡単ではない。必要なときにはいつでも正しいパークベンチ体位を取れるようにしておく必要がある。手順をルーチン化し，それぞれが担当する役割分担を事前に確認することで，必要最小限の人数であっても効率的に短時間での体位取りが可能となる。また，パークベンチ体位で行われる手術は長時間手術となることが多いため，褥瘡予防への配慮を看護師とともに十分に行う必要がある。腋窩部が最も褥瘡が生じやすい部位であり，当施設でも褥瘡予防のためにさまざまな方法を試行錯誤してきたが，現在は高反発マットレスの使用と撥水性スキンケアクリームの塗布，術中も2〜3時間ごとに除圧とクリーム塗布を行う，という方法により褥瘡の発生はほぼ認めなくなった。

2 皮切，後頭動脈（OA）の確保，筋層の剥離，椎骨動脈（V3）の確保

　PICAの再建のためにはdonor arteryとして後頭動脈（occipital artery：OA）の剥離，確保が必要となる。短時間で状態のよいOAを確保するためにはOAの解剖の理解が必要である。OAは外頚動脈の分枝で中枢側は筋層下を走行しているが，上項線の高さで頭板状筋（splenius capitis muscle）の内側縁から皮下に現れる。ここから末梢はドップラー血流計などで頭皮上から確認ができる。したがって，あらかじめ頭皮上で確認したOAの走行と上項線の位置より頭板状筋の内側縁が推定でき，皮切はこの部位を含んだS字状（左開頭では逆S字状）としている 図2 。OAは吻合直前まで血流を維持しておくのがよく，皮切と交わる部位で切断しないように注意する 図3a 。皮膚を切開したら脂肪層の下で胸鎖乳突筋の内側縁を確認し 図3b ，皮膚と胸鎖乳突筋を一塊として外側に翻転する。外側まで十分に剥離，翻転し，その下層にある頭板状筋を外側縁まで十分に露出する 図3c 。頭板状筋の内側縁で後頭動脈を確認 図3d, e した後に，頭板状筋の停止部を外側縁まで切断し，内側下方に翻転，牽引する。内側では頭半棘筋の上を，外側では

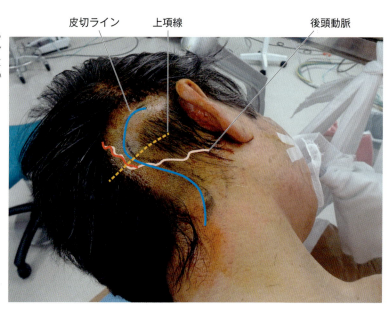

図2 皮切

後頭動脈は皮下を走行する部位（──）は体表から確認できる。後頭動脈の走行と上項線のライン（---）から皮切のライン（──）を決める。皮切と後頭動脈が交差する部位で後頭動脈を切断しないように注意する。

頭最長筋(longissimus capitis muscle)の下をmastoid emissary veinに流出していく静脈に囲まれる形でOAが走行している 図3f 。遠位側から中枢側に向かって，周囲の静脈，細い分枝に注意しながら剝離していく 図3g, h 。OAの剝離は浅側頭動脈(superficial temporal artery：STA)に比べ幾分難しいと考えられているが，解剖を理解しこの手順で行えば比較的短時間で容易にOAを確保することができる。これらの操作は顕微鏡下で行うのがよい。OA-PICA anastomosisのためには約10cmの長さのOAが必要となるが，頭板状筋の内側より皮下に出てきた部位よりもさらに2～3cm剝離すると十分な長さとなり，血流を維持した状態で上方に牽引する際にも過度の緊張がかからない。

　OAの確保が終了したら引き続き，筋層を層ごとに剝離していく 図4 。頭最長筋は停止部を切断せずに外側へ牽引するのみで術野の邪魔にはならない。頭半棘筋は停止部の一部のみを切断し内側へ牽引する。その下層に上頭斜筋，下頭斜筋，大後頭直筋とこれらの筋で形成される後頭下三角が確認される。この三角に脂肪層，静脈叢に囲まれた椎骨動脈が存在している。上頭斜筋の停止部を切断し外側へ翻転，牽引し，大後頭直筋の停止部を切断し内側下方に翻転，牽引する。椎骨動脈(V3)を露出することでproximal controlがいつでも可能となる。

図3　後頭動脈(OA)の同定と剝離
a：皮切の段階で後頭動脈を切断しないように注意。
b：胸鎖乳突筋の内側縁を確認。
c：胸鎖乳突筋は皮膚と一塊に外側へ翻転し，頭板状筋を外側縁まで露出。
d：頭板状筋の内側縁を確認。
e：後頭動脈を露出。
f：頭板状筋の付着部を切開し，内側下方へ翻転し，頭最長筋と後頭動脈の走行を確認。
g：後頭動脈を末梢から中枢に向かって周囲の静脈，分枝に注意しながら剝離していく。
h：全長を剝離したら乾燥しないように保護をして上方へ牽引する。

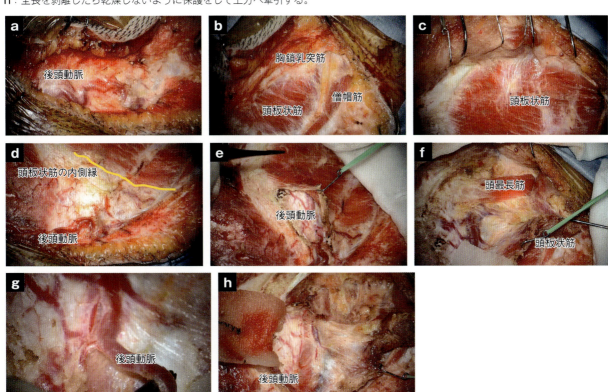

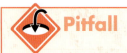

Pitfall

OAは通常は頭最長筋の下を走行しているが，約2〜3割の頻度で頭板状筋と頭最長筋の間（つまり頭最長筋の上）を走行しているので，頭板状筋の停止部を切断し翻転する際にOAを損傷しないように注意が必要である。また，OAはSTAと比較すると容易に血栓化，閉塞しやすい。剥離後にも過度に牽引していると吻合前に閉塞してしまうことがあるので注意する必要がある 図5 。

図4 筋層の剥離と椎骨動脈（V3）の確保

頭最長筋を外側に，半棘筋を内側に牽引すると上頭斜筋，下頭斜筋，大後頭直筋と後頭下三角が確認できるが，最初は脂肪組織のために後頭下三角は不明瞭である（a）。静脈からの出血をきたさないように後頭下三角の脂肪層を剥離していくと，静脈叢に囲まれた椎骨動脈（V3）を露出できる（b）。上頭斜筋を外側へ，大後頭直筋を内側下方へ翻転し，筋層の剥離は終了となる（c）。

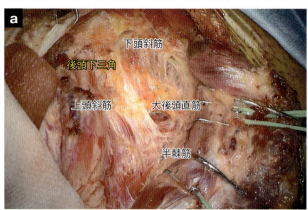
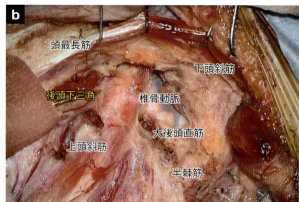
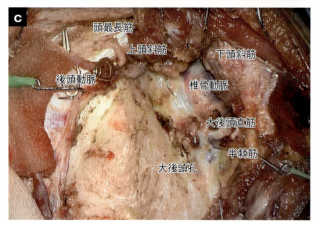

図5 後頭動脈の走行

後頭動脈は，通常は頭最長筋の下方を走行するが（a），頭最長筋の上〔頭板状筋と頭最長筋の間〕を走行する場合があり（b），頭板状筋の起始部を切断する際には注意をする必要がある。

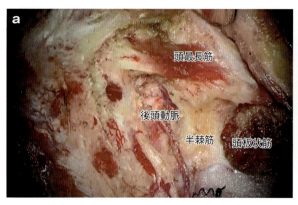
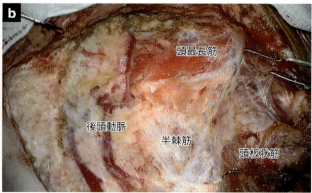

3 開頭(trans-condylar fossa approach)

　開頭は通常の外側後頭下開頭でも十分な症例も多いが，S状静脈洞の後縁を十分に露出させること，大後頭孔を開放することは必須である．十分な術野を得るためにはtrans-condylar fossa approachが有用で，当施設では全例trans-condylar fossa approachを行っている．硬膜外より頸静脈結節(jugular tubercle)を十分に削除する　図6　．Jugular tubercleを削除した後に硬膜を開けると，副神経のspinal rootが小脳の牽引なしにまっすぐに走行しているのが見え，十分な術野を確保できる　図7　．

図6　Trans-condylar fossa approach
Condylar fossaはposterior condylar emissary vein (posterior condylar canalに流入する)が指標となり，jugular tubercleを十分に削除することで必要な術野を得ることができる．通常はcondyleの削除は必要ない．

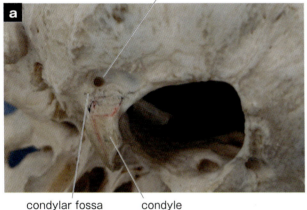
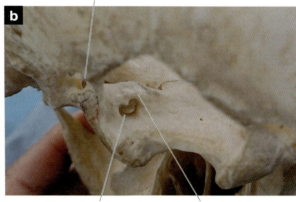

図7　Trans-condylar fossa approach後の術野
頸静脈結節の削除が不十分な場合(a)は副神経が凸状に走行していて，小脳を牽引しても術野が制限される(b)が，頸静脈結節の削除が十分な場合(c)には副神経は直線状の走行となり，小脳の牽引は最小限で広い術野が得られる(d)．

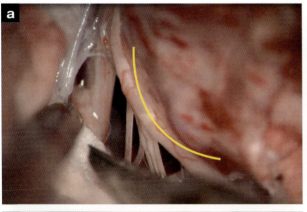
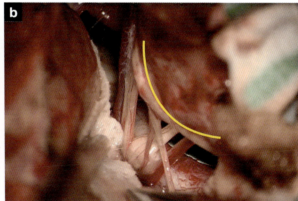
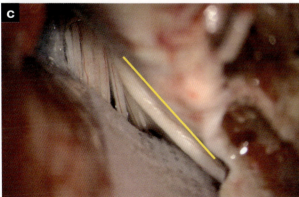
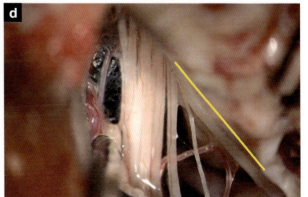

> **Essential Techniques**
>
> 小脳の硬膜を切開するとき，後頭蓋窩の圧が高い状態で行うと，小脳の軟膜を容易に損傷してしまうので，切開前の後頭蓋窩の圧コントロールが重要である．Spinal drainageを挿入する施設もあるが，圧の高い例ではherniationの危険性もある．開頭後，最初に下外側の硬膜の一部を切開しlateral medullary cisternから髄液を排出するとspinal drainageを挿入したのと同様の効果が得られ，herniationの危険性もなく有用である 図8 ．

4 アプローチ，動脈瘤の確認

　アプローチでは下位脳神経麻痺の回避が重要となる．小脳の牽引を最小限にすることも大切であるが，小脳を牽引する前に脳神経と小脳の間のくも膜を神経のroot exit zoonまで十分に切離(cerebello-medullary fissureを十分に開放)し，小脳を牽引しても脳神経にtensionがかからないようにすることが最も重要である．動脈瘤に到達したら，PICAとの関係，周囲の穿通枝の存在，などを把握し動脈瘤をどのように処置するかの判断を行う．

図8　硬膜の開け方
開頭後は硬膜の緊張が高い状態であるが(a)，最初に下外側の硬膜の一部を切開し(b)，lateral medullary cisternより髄液を排出すると(c)，硬膜の緊張は下がり脊髄ドレナージを留置したのと同じ効果が得られる(d)．

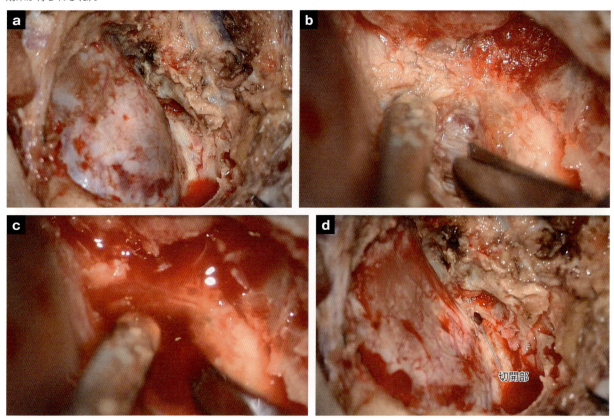

5 OA-PICA anastomosis

　吻合部位は原則PICAのcaudal loopの部位が選択されるが，PICAの走行，太さ，穿通枝の分岐部，などを考慮し最も吻合しやすい部位を選択すればよい 図9a 。技術的にはSTA-MCA bypassと同様のend-to-side anastomosisであるが，吻合術野が深く狭いため難易度が幾分増す。バイパス術を成功させるカギは何といっても吻合操作を始める前の術野の形成につきる。浅い部位でのバイパスでは何とかなるような血液の流れ込みや髄液が大きな支障となる。完全な止血を行い，髄液を持続吸引する排出システムの設置を行う 図9b 。また，吻合糸は血管サイズに合わせた選択よりひとサイズ太い糸を選択する(糸を結ぶときのloopが作りやすい)のがよい。深部バイパスでは道具の選択も重要で，把持力の強い鑷子や持針器が必要となる。

dvanced Techniques

OAをpedicle bypassのドナーとして使用できない場合にPICAを再建する方法としては，PICA-PICA anastomosis，OAをinterposed graftとして用いる，などの方法がある。PICA-PICA anastomosisは前大脳動脈(anterior cerebral artery：ACA)の再建に用いるA3-A3 anastomosisと同様のin site bypassとなる。In site bypassでは，もし吻合に失敗した場合には両側性の虚血障害を生じる可能性があり，第一選択として用いるべきではないと考えるが，有用な手技であり必要な場合にはいつでも行えるようにする必要がある。

図9 **OA-PICA anastomosis**
後下小脳動脈は最も吻合をしやすい部位をrecipientとして選択(a)，厳密な止血と髄液を持続的に吸引するチューブの設置により吻合しやすい術野を作る(b)。バイパス終了後(c)。

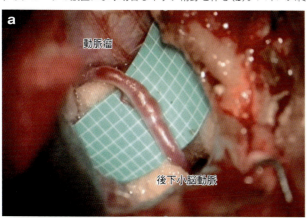
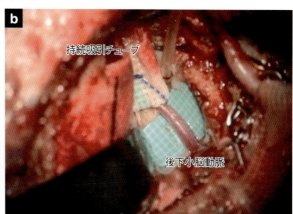
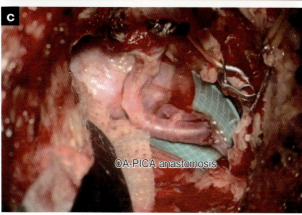

6 動脈瘤処置

　嚢状動脈瘤であればネッククリッピング，紡錘状動脈瘤や解離性動脈瘤であればtrappingが理想的な処置といえる。母血管閉塞が可能かどうかは対側の椎骨動脈の発達程度に規定され，対側の椎骨動脈の発達が悪い場合には椎骨動脈そのものの再建を考慮する必要がある。動脈瘤の遠位を閉塞しtrapができるかどうかは解剖学的条件（椎骨動脈の走行，動脈瘤のサイズ，穿通枝やPICAの分岐など）に規定され，中枢遮断のみとせざるをえない場合も多い。中枢遮断する場合には，どのような形で盲端化させ，対側からの血流がどこにflow outするかを考える必要がある　図10 。盲端化による治療を選択した場合には，ある確率で血栓化に伴う穿通枝梗塞を合併する可能性があり，無症候例においては治療介入を今すべきかどうかを十分に検討することが重要である　図11 。

7 閉創

　硬膜はwater tight closureを行う。Primary closureは困難なことが多く，後頭筋のfasciaを採取してpatchとするか人工硬膜を用いて閉鎖する。特にOA-PICA anastomosisを行った症例では後頭動脈の入口部で髄液漏れやkinkingによる血管の閉塞が生じないようにする。開頭の際にmastoid air cellが開放されることも多く，mastoid air cellが開放され

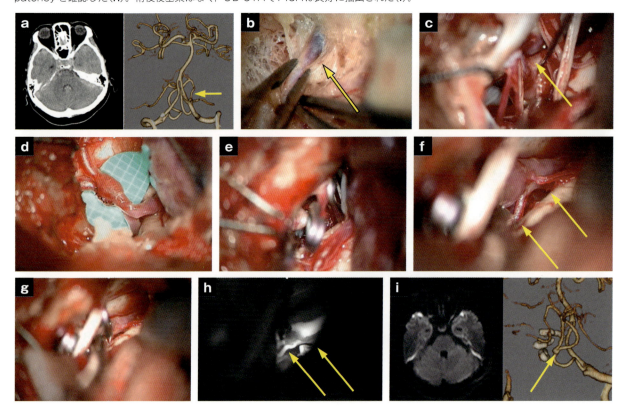

図10　PICA-PICA anastomosisを行ってtrappingした症例

破裂左椎骨動脈解離の症例（a）。後頭動脈を剥離すると後頭動脈にも解離が認められた（b）。動脈瘤を確認すると後下小脳動脈の分岐部も解離にinvolveされており（c），PICA-PICA anastomosisで左PICAを再建（d），PICAの起始部と近位の椎骨動脈を閉塞した（e）。遠位部を確認すると穿通枝が2本確認され（f），この血管を温存するように遠位部にクリップを置きtrappingを完成させた（g）。ICGで穿通枝のpatencyを確認した（h）。術後梗塞巣はなく，3D-CTAでPICAは良好に描出された（i）。

た場合にはペースト状のハイドロキシアパタイト製剤を充填することで髄液漏の予防ができる。骨ろうの充填よりも感染のリスクは少ない。筋層はlayerごとに切断した起始部を縫合することで，もとの位置に戻し，閉創する。皮下ドレーンは留置する。

> **COFFEE BREAK**
> 吻合の基本はどこからどこに針を通すかを決め，それをいかに正確に行うかである。吻合操作を行う場合，通常は左手には鑷子，右手には持針器を持って行うが，血液や髄液などで縫合部が認識できないと正確な吻合は行えない。助手の吸引管で術野を確保してもらう必要があるが，左手を吸引管とすることで助手の助けがなくても術野の確保ができ，そのまま鑷子と同じようにカウンターフォースをあてる，右手で針を持ち変える際のアシストをする，縫合部を締め上げるなどの操作を吸引管でできれば，助手のアシストがなくても縫合操作が行える。血管縫合で縫合部から血液の漏れがあり追加縫合が必要な際にも有用なテクニックであり，この方法をマスターすべきと考える 図12 。

図11 trappingを行った破裂椎骨動脈解離の症例
破裂右椎骨動脈解離の症例。Trappingを行ったが，血管を閉塞した場合，flow outする血管がないと血栓化により逆行性に血管が閉塞してくる可能性がある(←)。

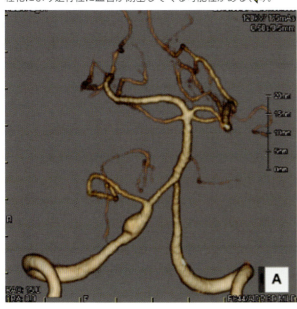
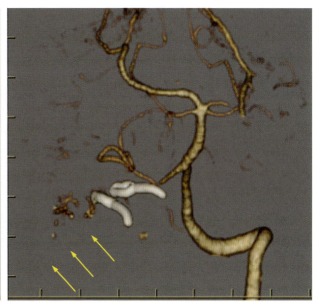

図12 吸引管と持針器を用いた縫合手技

鑷子と持針器で吻合操作を行うと，髄液や血液などで縫合部の認識ができない場合（a），助手のアシストがないと縫合操作が困難となる（b）。左手を吸引管として吻合部の視認性を高めつつ，各縫合の際のカウンターフォースをあてる（c），針の持ち変えの際に針を固定する（d），縫合を強く締めあげるtensionをかける（e），などの操作ができると，助手のアシストがなくても縫合操作が行える。

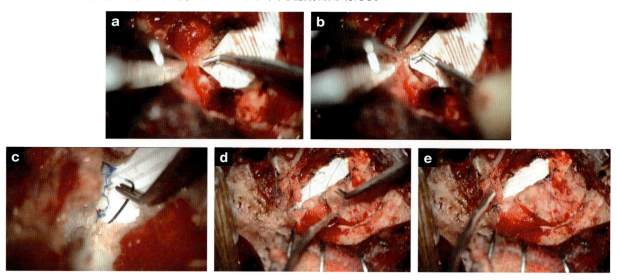

まとめ

当部位の動脈瘤はさまざまな病態・形態の動脈瘤があり，動脈瘤の処置に関しては画一化ができないが，適切な体位取り，後頭動脈の剥離，椎骨動脈（V3）の同定，適切な開頭（trans-condylar fossa approach）がすべての動脈瘤に対応するための必須の基本手技であり，これらを中心に概説した。

脳底動脈分岐部動脈瘤，脳底動脈-上小脳動脈分岐部動脈瘤クリッピング術（Extradural temporopolar approachを中心に）

防衛医科大学校脳神経外科学　**森健太郎**

Summary

脳底動脈遠位部動脈瘤のクリッピング術には，現在は主に硬膜内法であるpterional approach（PA）から発展したanterior temporal approach（ATA）と，硬膜外法であるextradural temporopolar approach（EDTPA）が用いられている。今回はEDTPAを用いたクリッピング術を中心に解説する。

Outline

PA，ATA，EDTPAにおける術野の違いについて

PA 図1a ではシルビウス静脈は側頭葉側に温存されるので，前頭葉側からの静脈は切断される場合がある。術野はやや前頭葉側からの視野となり，側頭葉の存在のためにretrocarotid spaceは十分に視野に入らない（opticocarotid spaceからの観察は可能）。側頭葉越しの観察となるため，脳底動脈などが深く感じられる。一方，ATA 図1b ではシルビウス静脈やanterior temporal artery（前側頭動脈）は側頭葉から遊離され，自由となった側頭葉前方部は脳べらにて後外側に牽引されることによってできた中頭蓋窩前方部の空間を介して，retrocarotid spaceから脚間槽の観察が容易となる[1]。しかしながら，ATAはシルビウス静脈のvariationに影響を受け，剥離遊離されたシルビウス静脈が視野を横切る可能性がある。なお，PAでは脳べらは血管の上に存在し，ATAでは剥離された血管の下に存在する。EDTPA 図1c も側頭葉側からの観察となり視野は基本的にATAと同様であるが，側頭葉とシルビウス静脈は硬膜ごと後外側に移動するので視野にシルビウス静脈が横切ることはない。側頭葉は硬膜上からの牽引となり，脳挫傷はきたさない。ただし，EDTPAでは後述のごとく，側頭葉固有硬膜の剥離が蝶形骨頭頂静脈洞（sphenoparietal sinus；SPS）によって制限を受ける場合には，十分なスペースを中頭蓋窩前方部に確保できない可能性がある。

手術適応

EDTPAは前側方からのアプローチとなるので，脳底動脈瘤が後方を向いている症例は適応がない。動脈瘤頚部の高さは手術適応の最重要問題であるが，内頚動脈と中大脳動脈のアーチ形状やorbitozygomatic approach（OZA）や後床突起切除などを加えることに

図1 PA，ATA，EDTPAにおける術野の違い

a：PA，b：ATA，c：EDTPA。
PAではやや前頭葉側からの視野となり，側頭葉の存在のためretrocarotid spaceは十分に確保できない。ATAとEDTPAでは側頭葉側からの視野となり基本的に術野は同じであり，側頭葉は後方に移動しておりretrocarotid spaceが十分に確保できる。なお，ATAでは剥離したシルビウス静脈が術野を横切る可能性がある。

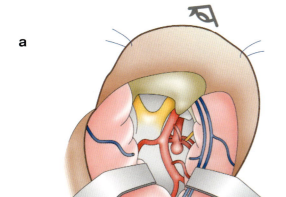
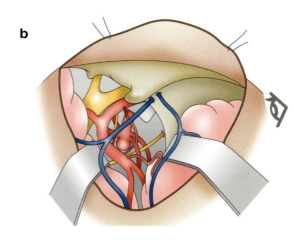
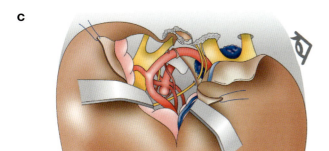

よっても違いがある。動脈瘤頸部がclinoid lineより上13mm以上高位のものや，下2mm以上低位の症例は他の手術アプローチや血管内治療を考慮すべきである。なお，基本的に非優位側からのアプローチが選択されるが，動脈瘤が中心線から3mm以上優位側に変位していたり，優位側のP1のほうが明らかに低い場合は優位側からのアプローチを考慮する。

術前検査

　頭蓋骨付き3DCTA画像にてアプローチ可能かを十分にシミュレーションすることが重要である。DSAによる後視床穿通動脈と，瘤との位置関係の確認が必要となる。眼動脈が内頸動脈から分岐してない症例ではmeningo-orbital arteryが網膜動脈の側副血行路となっている可能性があり，この動脈が切断されるEDTPAは禁忌である。また，シルビウス静脈の還流パターンを把握しておくことが重要であり，spheno-basal sinusやspheno-petrosal sinusによる還流の場合はEDTPAは禁忌ではないが，固有硬膜剥離操作に慎重を要する。内頸動脈を術中に変位させるため，後交通動脈の走行に余裕があるかも確認しておく。削除する前床突起にcarotid-clinoid foramenなどの異常がないか，術後髄液漏防止のために前床突起の含気状態なども検討する。

手技のステップ

1 EDTPAによる開頭
- 硬膜外操作
- 硬膜内操作

2 脳底動脈遠位部動脈瘤のクリッピング術
- 低位病変
- 高位病変

3 閉頭と術後管理

必要な器具 図2

大畑式万能マイクロ剥離子フラットと45°（村中医療器）は固有硬膜の剥離に便利であり，骨除去鉗子（Micro-Rongeur）（フジタ医科器械）は前床突起の除去に必要であり，上山式深部用マイクロ骨鉗子（村中医療器）はoptic strutの除去に有用である。

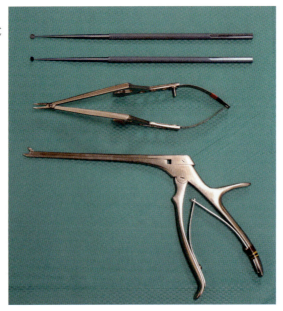

図2 必要な手術器具
上から大畑式万能マイクロ剥離子，上山式深部用マイクロ骨鉗子，骨除去鉗子。

手術手技

1 EDTPAによる開頭

■ 硬膜外操作

術中硬膜の緊張を軽減し，術後髄液漏防止のため麻酔導入後に腰椎ドレナージを留置する。髄液を30 ccほど採取し，ドレーンは閉鎖しておく。EDTPAでは海綿静脈洞が開放されるので，静脈圧を下げて止血を容易たらしめるため，通常より頭部を高く（約30°）する。頭部を反対側に約35°傾けて固定する。

半冠状皮膚切開の後，inter-fascial dissectionにて2層に側頭筋膜を分ける。側頭筋は上側頭線に沿って切離するが，筋腹の切開は1～2cmにとどめてフックにて側頭筋を下方に牽引する。眼窩中線に及ぶ前頭側頭開頭を施行し，前頭蓋窩と中頭蓋窩を十分に開放する。脳底動脈瘤の手術ではlook upが必要となることが多いので，OZAを併用して開頭する場合が多い。蝶形骨小翼をmeningo-orbital band（MOB）が露出するまで削除する。前頭蓋窩硬膜は視神経管入口部が露出するまで，中頭蓋窩硬膜は上眼窩裂（superior orbital fissure；SOF）と正円孔（foramen rotundum；FR）が露出するまで骨膜下に剥離する。MOBを十分に露出するため，MOB周辺の骨を削開して眼窩を一部露出させる。SOF周辺骨も削開して，固有硬膜と骨膜硬膜との境界を露出させるが，この境界はFR部では

通常すでに露出しているのでFR部の削開は必要ない[2]。

　SOFとFRとの間の固有硬膜を切開し（この部分には神経は存在しないので安全である）図3a，MOBをmeningo-orbital arteryとともに離断した後に側頭葉内側部の固有硬膜を海綿静脈洞外側壁から剥離（peeling）し，前床突起（anterior clinoid process；ACP）を硬膜外に全部露出する 図3b。Peelingの際にはsphenoparietal sinus（SPS）を損傷することなく剥離し，これを固有硬膜上に温存する。しかしながら，SPSが海綿静脈洞前方部から流入する場合は固有硬膜を十分に剥離できない可能性がある。

dvanced Techniques

固有硬膜の剥離は鋭的な剥離子（大畑式万能マイクロ剥離子）を用いて鈍的剥離を行い，癒着が強い部分のみ鋭的切離を行えば海綿静脈洞外側壁の神経を損傷しない。

　この作業によって三叉神経第1枝（V1）と，第2枝（V2）と動眼神経（Ⅲ）と滑車神経（Ⅳ）が露出する。ⅢはACPの外下方を走行するので，この部分を十分に剥離した後に十分な洗浄液を用いながらACPをドリルにてhallowingしてから骨除去鉗子を用いて摘出し，clinoid space（Dolenc三角）を開放する。Clinoid spaceにはcarotid oculomotor membrane越しに内頸動脈C3部が露見される。ACPのドリリングの過程で視神経管の上外側部が一部開放されたら，骨除去鉗子を用いて視神経管を開放する。開放された視神経管の外側下部に残存したoptic strutを，上山式深部用マイクロ骨鉗子にて削除する 図3c。この

図3　EDTPA硬膜外操作

a：上眼窩裂（SOF），正円孔（FR），meningo-orbital band（MOB）を露出し，MOBを切離している。赤線は固有硬膜切開線を示す。
b：固有硬膜（DP）を剥離し，前床突起（ACP）を硬膜外に露出しドリリングする。視神経管（OC）入口部を確認する。sphenoparietal sinus（SPS）は剥離したDP上に残す。この時点で硬膜外に三叉神経（V1，V2）と動眼神経（Ⅲ）と滑車神経（Ⅳ）が露出する。
c：ACPが除去されclinoid spaceが開放され内頸動脈（C3）が見える。OCも開放され，その下外側のoptic strut（OS）を除去する。点線は硬膜切開線を示す。

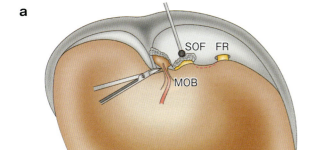
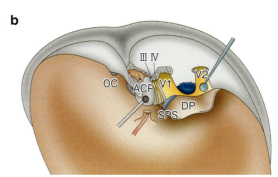
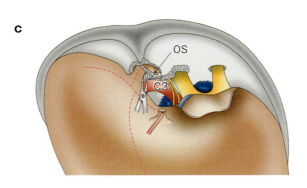

時点でDolenc三角あるいはMullan三角（V1とV2との間）で海綿静脈洞から出血するので，フィブリン糊A液を浸したサージセル®綿を置いたり，あるいはフィブリン糊AとB液を同時に0.5〜1ccほど注入して完全な止血を図る（この止血が不十分だと，後の硬膜内操作が困難となる）。篩骨洞などの含気蜂巣が開放されたら筋肉片を充塡するなど，術後髄液漏の予防に留意する[3]。

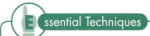

海綿静脈洞からの出血にはフィブリン糊を0.5〜1ccほど直接注入し止血する。この程度の注入では静脈還流障害はまず生じない[4]。

■ 硬膜内操作

硬膜をシルビウス裂に沿って切開し視神経管の外側に向かい，ここで左右に2〜3cmほどT字に切開する。Falciform ligamentと動脈輪（distal dural ring）を切開し，視神経と内頸動脈の可動性を得る。シルビウス裂を開放し，硬膜内のⅢを確認し，Ⅲと側頭葉内側部を連結するくも膜を切開する（PAによる脳底動脈瘤手術に関する教科書では，この部分のくも膜を切開しないでⅢが側方に移動するようにすると記載があるが，EDTPAではくも膜を切開することにより側頭葉の可動性を高める必要がある）。

削除したACP部分より小脳テントを後方に向かってoculomotor foramenより数mm後方までanterior petroclinoid ligamentから切離すると側頭葉は硬膜ごと後方に移動し，中頭蓋窩前方に約3cmの空間が形成されoculomotor trigonが十分に観察しうるようになる 図4a 。内頸動脈を内側に牽引すると，retrocarotid spaceから脳底動脈の存在する脚間槽にアプローチできる術野が完成する 図4b 。

2 脳底動脈遠位部脳動脈瘤のクリッピング手術

脳底動脈分岐部動脈瘤には低位のもの（脳底動脈-上小脳動脈分岐部動脈瘤を含む）と，高位のものがあり手術法が異なるために分けて記載する。

■ 低位脳底動脈分岐部動脈瘤の場合

低位病変の特徴は，後床突起が邪魔となり親血管である脳底動脈を視認しずらいこと，後視床穿通脈が動脈瘤の外側部や後方部を走行し癒着していることが多い 図5 。術野は主に前外側からの観察となる 図6 。内頸動脈を内側に牽引しoculomotor triangleからLiliequest膜を切開する。Temporary clipが脳底動脈にかかるように後床突起を削除する。実際には後床突起上の硬膜を凝固焼灼し（この際basilar plexusからの出血に注意する）骨面を露出した後，超音波手術器（bone curette）を用いてposterior clinoidectomyを施行する 図7 。後床突起の削除にドリルを使うと渦流が生じて危険である。しばしば後交通動脈からの穿通枝（前視床穿通動脈）が視野をさえぎることが多いので，これらの穿通枝を十分に剥離して可動性を得る必要がある。

対側の後大脳動脈（posterior cerebral artery；PCA），上小脳動脈（superior cerebellar artery；SCA），Ⅲを含めたbasilar artery complexを確保する。脳底動脈などにtemporary clipを掛け，左右の後視床穿通動脈を動脈瘤から完全に剥離する必要がある 図8a, b 。剥離を確認したら動脈瘤をクリッピングする。穿通枝の完全剥離が不可能な場合はクリッピングを断念する 図8c, d 。

図4 EDTPA硬膜内操作

a：硬膜を切開しfalciform ligament (FL)や硬膜輪(DR)を切開し、小脳テント縁(TE)を切離する。後床突起(PCP)、脳底動脈(BA)、oculomotor foramen(OF)が観察できる。

b：側頭葉を硬膜ごと後方に移動し、内頚動脈を内側に牽引して拡大したretrocarotid spaceから脳底動脈分岐部動脈瘤を含むbasilar artery complexが展開される。

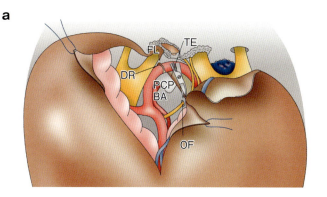

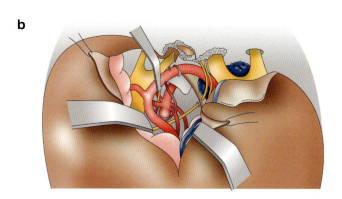

図5 低位脳底動脈分岐部動脈瘤の画像

動脈瘤頚部はclinoid lineより2mm低位に存在し、動脈瘤の側面や後面を後視床穿通動脈(▶)が走行する。

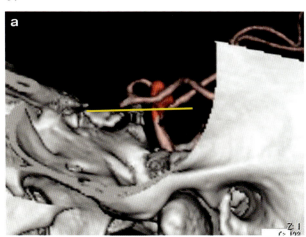

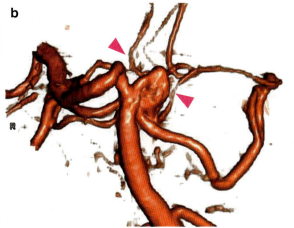

図6 低位病変のEDTPによるクリッピング術の術中写真1

左側頭葉は硬膜ごと後方に移動し中頭蓋窩前方部分にできた空間を利用してretrocarotid spaceが視野に入る。

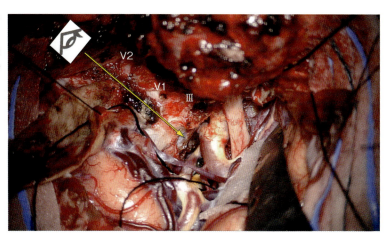

図7 低位病変の術中写真2

視野の邪魔になる後床突起（PC）を超音波手術器で除去し（a），親血管である脳底動脈（BA）を露出する（b）。

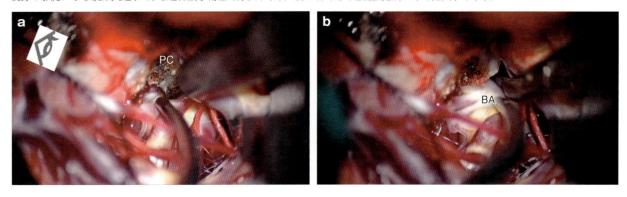

図8 低位病変の術中写真3

動脈瘤を含むbasilar artery complexを確保し，左後視床穿通動脈（a：▶）と右後視床穿通動脈（b：▶）を動脈瘤から剥離し，脳動脈瘤を完全に穿通枝から分離してから（c），クリッピングを行う（d）。

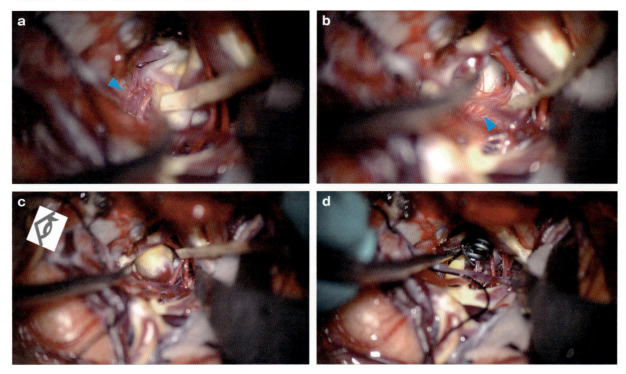

■ 高位脳底動脈分岐部動脈瘤の場合

　高位病変の特徴は，脳底動脈の確保は容易であるが，動脈瘤が内頚動脈や中大脳動脈が邪魔となって視認が困難であることである。しかしながら，後視床穿通動脈は動脈瘤の後下方を走行するため動脈瘤に付着することは少ない 図9 。高位病変症例では低位病変以上に内頚動脈を内上方に牽引して動脈瘤をクリッピングする必要があるので，動脈輪を十分に切開して内頚動脈の可動性を高めておく必要がある。後交通動脈からの穿通枝が視野の邪魔になることは少ないが，後交通動脈が短い場合は内頚動脈が係留されて，内頚動脈を内側へ十分に牽引できない場合があり，この場合には後交通動脈を切断する必要がある。前脈絡叢動脈を末梢まで剥離して可動性を得る必要もある。

　内頚動脈を内側に牽引しoculomotor triangleからLiliequest膜を切開した後，顕微鏡を外下方方向に移動してlook upができるようにする 図10 。前脈絡叢動脈や後交通動脈などの引き抜き損傷が起きないように気を付けながら内頚動脈を内側に，かつ上方に牽引して動脈瘤を含むbasilar artery complexを視認する必要がある。後視床穿通動脈が動脈瘤に付着していないことを確認してからクリッピングを行う 図11 。

図9 高位脳底動脈分岐部動脈瘤の画像

動脈瘤頸部はclinoid lineから10mm上方に存在し，後視床穿通動脈（▷）は動脈瘤から離れて後方を走行している。

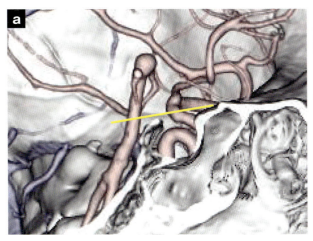
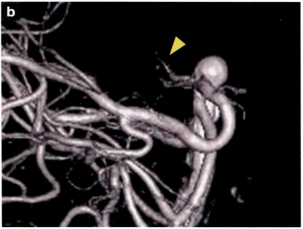

図10 高位病変のEDTPAによるクリッピング術の術中写真1

前側方からretrocarotid spaceを観察する（a）。ここで顕微鏡を外下方に移動してlook upして脳底動脈（BA）や上小脳動脈（SCA）などを確認する（b）。

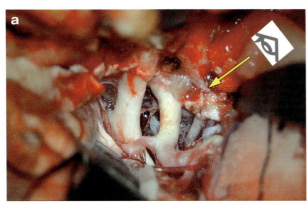
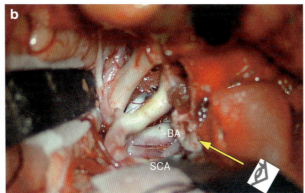

図11 高位病変の術中写真2

内頸動脈を内側に牽引して動脈瘤を含むbasilar artery complexを視認し（a），後視床穿通動脈が動脈瘤に付着してないことを確認してからクリッピングを施行する（b）。

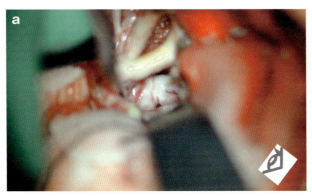
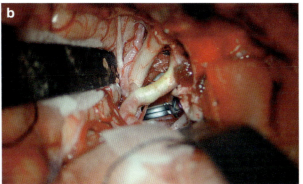

3 閉頭と術後管理

　硬膜輪周辺の硬膜の1次的縫合は無理であり，小さな側頭筋膜を使って可能なだけ硬膜欠損部に縫合した後，ネオベール®とフィブリン糊で固定する。なお，術後の硬膜外血腫予防のため，硬膜を十分に吊上げしておく（tenting sutures）。手術時に篩骨洞などの含気蜂巣が開放されなければ腰椎ドレーンは術後に抜去するが，開放された場合は数日間ドレーンから髄液を排液（150 cc/day）し髄液漏を防止する。

最後に

　ATAとEDTPAのどちらがよいかという問題は，術者の好みでよい。大切なことは，両者とも静脈構造のvariationのために側頭葉を後外側に十分に移動できない場合があり，そのような場合はEDTAPにATAを加える（その逆も）などの工夫ができるように両者の術式を習熟することである。

文献

1) 石川達哉：Anterior temporal approach. プライム脳神経外科　1　脳動脈瘤,三輪書店，2017, p124-128.
2) Otani N, Wada K et al: Operative surgical nuances of modified extradural temporopolar approach with mini-peeling of dura propria based on cadaveric anatomical study of lateral cavernous structures. Surg Neurol Int 2016; 7(suppl 16): S454-8.
3) 森健太郎：Extradural temporopolar approach. カダバーと動画で学ぶ頭蓋底アプローチ，中外医学社，2017, p107-123.
4) Toyooka T, Otani N et al: Effect of fibrin glue injection into the cavernous sinus for hemostasis during transcavernous surgery on the cerebral venous draining system. Oper Neurosurg 2017; 13(2): 224-31.

脳底動脈分岐部動脈瘤，脳底動脈-上小脳動脈分岐部動脈瘤クリッピング術

岩手医科大学脳神経外科　**幸治孝裕，小笠原邦昭**

Summary

Subtemporal approachは遠位部脳底動脈瘤のクリッピング術などで用いられるが，側頭葉の圧排による脳挫傷や静脈損傷などの合併症をきたしやすい。しかしこれらは，腰椎ドレナージの留置，小脳テントが垂直となるような頭位，頬骨弓基部の十分な側頭骨削除，側頭葉に対する圧排の軽減など，ポイントを押さえれば避けることができる。術式を詳述しながらこれらのポイントを説明する。

Outline

手術適応

脳底動脈先端部脳動脈瘤，脳底動脈上小脳動脈分岐部脳動脈瘤のクリッピング術などで用いられる他，髄膜腫などの中頭蓋窩腫瘍，側頭葉内側の腫瘍なども適応となる。Subtemporal approachもしくはsubtemporal transtentorial approachでクリッピング可能な動脈瘤の頚部の高さは，トルコ鞍底よりも上で，後床突起から上方15 mmより下にあるものとされている[1]。

手術戦略

術前検討として，脳動脈瘤頚部の高さから，subtemporal approachで到達可能か，動脈瘤の向きと大きさから穿通枝の確認が可能か，左右どちらからでもアプローチできる病変の場合にはどちらからの術野が浅くなるかなどを検討して最終的なアプローチ方法を決定する。

また，乳突蜂巣が発達しているかどうか，頭蓋内圧が亢進していないかなどの評価を行う。乳突蜂巣が発達していれば開放された乳突蜂巣を閉鎖しやすいU字の皮膚切開を選択し，頭蓋内圧が高いと考えられる場合は，迷うことなく腰椎ドレナージか脳室ドレナージを留置，もしくは大開頭に対応できるクエスチョンマーク型の皮膚切開を選択する。

手術のステップ

1. 体位を取る前に行う処置
2. 体位
3. 頭位
4. 皮膚切開
5. 開頭
6. 硬膜切開
7. 硬膜内操作
8. 閉頭

はじめに

　Subtemporal approachはその名の通り，側頭葉下面と中頭蓋窩頭蓋底の間から脳底動脈遠位部や側頭葉内側に到達する手技である。近年では脳底動脈先端部や脳底動脈上小脳動脈分岐部の脳動脈瘤に対しては血管内治療を第一選択とする施設が多いと思われるが，血管内治療自体が困難な症例や，血管内治療に浅側頭動脈－上小脳動脈吻合術の併用が必要となる症例もあるため，subtemporal approachは習得しておきたい手技の1つである。脳底動脈瘤に対するsubtemporal approachの利点は，動脈瘤に到達する前に脳底動脈を確保することが可能であるとともに，低位の病変にも対応可能な点である。一方，合併症として動眼神経麻痺，側頭葉脳挫傷，静脈損傷，髄液漏などがあり，特に動眼神経が術野において動脈瘤近傍にあるため，動眼神経に接触せざるをえない場合が多く，動眼神経麻痺はほぼ必発ともいえる。しかし，脳挫傷や静脈損傷は一工夫で避けることが可能な合併症である。

手術手技

1 体位を取る前に行う処置

　合併症の1つである脳挫傷は側頭葉に対する過度の圧排により起こる。くも膜下出血例など頭蓋内圧が亢進している，もしくは術中に脳の腫脹をきたしやすいと予想される症例では，予め腰椎ドレナージを留置しておき，必要に応じて脳脊髄液を排出して脳をslackできるようにしておく。腰椎ドレナージ留置が困難な症例では，脳室ドレナージ留置で対応できるようにしておく。

2 体位

　仰臥位で行う。開頭側の肩の下に除圧マットなどを入れ上半身を開頭側と反対側に傾ける。上半身を傾けた後に開頭範囲が一番上に来るように頭部を回旋するが，頭部の回旋により頸部に負荷がかからないように除圧マットの高さを調節しておく。
　体幹を固定したら手術台を屈曲して上体を軽く挙上する。上体の挙上は15〜20°で，頭部が心臓と同じくらいの高さとなるようにする 図1 。上体の挙上により静脈圧を下げるが，上体の挙上が強すぎると頭位をとる際にvertex downが余計に必要となるばかりでなく，手術中に空気塞栓を起こす危険性が高くなる。

3 頭位

　はじめに開頭範囲が一番高くなるように頭部を回旋する。頭部回旋を行うと頭部の前後方向が水平となる 図2 。次にvertex downを行うが，vertex downは開頭側の小脳テントが床に対して垂直となるようイメージして行う 図3 。小脳テントは外側からテント自由縁に向かって頭頂側に上がっているので，十分なvertex downを行うとかなり首をかしげた状態となる。

4 皮膚切開 図4

　皮膚切開の方法は大きく2通りある。
■クエスチョンマーク型
　皮膚切開は耳介前から耳介上方を回り，側頭線より頭側側を通って前頭まで行う。側頭

図1 体位

右肩下に除圧マットを入れ上体を左に回旋し,さらに上体を15〜20°程度挙上する。固定後の頭部の高さは心臓くらいの高さとする。頭部は頬骨弓基部あたりが一番高くなる。

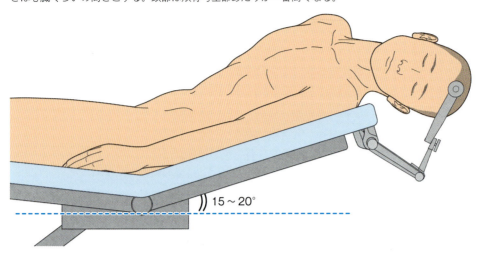

図2 頭位

頭側から見たときの頭位。頭部の前後方向は水平となる。回旋,vertex downによる負荷が首にかからないよう留意する。

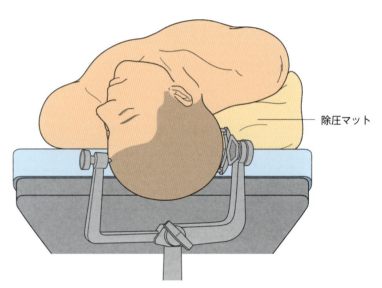

除圧マット

図3 vertex down

小脳テントは外側から内側にいくに従い頭頂側に上がることをイメージして,小脳テントが床に対し垂直となるようにvertex downする。➡は術中の顕微鏡光軸を示す。

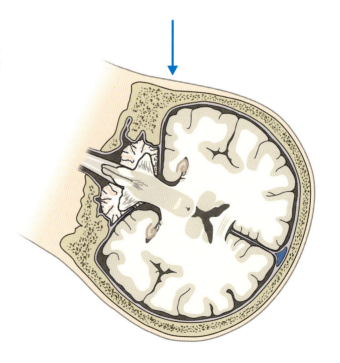

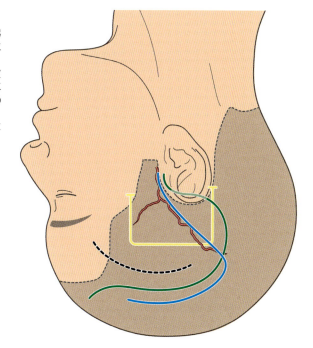

図4 皮膚切開線
──：クエスチョンマーク型の皮膚切開。頬骨弓基部から耳介上を回り，側頭線より上方で前頭に至る。
──：浅側頭動脈－上小脳動脈吻合を行う際の皮膚切開線。赤が浅側頭動脈を示す。浅側頭動脈に沿って皮膚切開を行った後に前頭側に切開を進め皮膚を翻転する。
──：U字型の皮膚切開。頬骨弓基部を中央とする。

筋を含めた大きな皮弁とすることで側頭筋の損傷を最小限に抑えることができること，subtemporal approachにtrans-sylvian approachを併用する場合や，外減圧術を併用する場合など，大きな開頭にも対応できることがこの皮膚切開の利点である。

浅側頭動脈－上小脳動脈バイパス術を併用する場合は皮膚切開の一部を浅側頭動脈上で行い，後頭側の皮膚を耳介側に引いて開頭範囲を確保する。浅側頭動脈は10cm確保する。

Essential Techniques

十分な開頭を行うために頬骨弓基部の露出を十分行う必要がある。実際には皮弁を翻転した後に，側頭筋ごと皮弁を前方に引くと，頬骨弓の後ろ1/3程度が露出できる。ただし，顔面神経の損傷を避けるため，皮膚切開線は外耳道から1cm以内を目安とする。

■U字型

開頭範囲を含む尾側に開いたU字型の皮膚切開を行う。容易に有茎の骨膜または筋膜でflapを作成できるため，乳突蜂巣が大きく開放されるような症例では，確実に乳突蜂巣の閉鎖ができる。術前検査で乳突蜂巣の評価を行って皮膚切開選択の一助とする。

過度に皮弁を翻転すると外耳道の皮膚を容易に損傷するため，皮弁翻転の際には注意する。

5 開頭

開頭範囲は頬骨弓基部を左右の中心として横6cm，縦4cm程度の長方形とする。ただし，減圧が必要な症例は必要に応じて大きく設定する。バーホールは頬骨弓基部上縁とsupramastoid crest上に開け，開頭範囲の硬膜を剥離する。

次に骨切りを行うが，開頭範囲の頭側，前方，後方では予定の開頭範囲を問題なく行うことができる。頭蓋底側は尾側にいくほど骨が厚くなるため，骨切りのみで全開頭範囲を

図5 開頭

頬骨弓基部を中心に，およそ左右6cm，上下4cmの大きさになる開頭範囲を設定する。
〇：バーホール　━━：骨切り線　━━：drill outする側頭骨の範囲

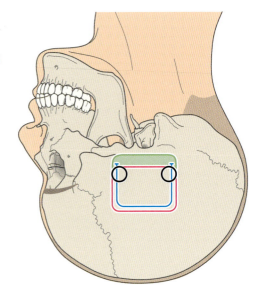

開けることは不可能であり，骨切り後に残った部分は後述するようにdrill outする必要がある。骨弁摘出後，頭蓋底側以外で硬膜の吊り上げを行う。硬膜吊り上げを行わないと硬膜が剥がれ，硬膜外出血をきたし止血に難渋することがある。特にドレーンを入れている場合は，硬膜吊り上げ前にドレーンを開放し，脳脊髄液を排出すると硬膜が剥がれ硬膜外出血となる危険があるため，硬膜吊り上げを行った後にドレーンを開放する。脳脊髄液を排出することで脳圧が下がり，頭蓋底側の硬膜剥離，側頭骨drill out時の術野確保が容易になる。中頭蓋窩側から硬膜を剥離し，骨切りで残った頭蓋底側の骨をdrill outする。Drill outは側頭部から中頭蓋窩までが平坦になるように行う。

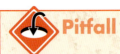 **Pitfall**

Drill outが足らないと，残った側頭骨が術野上方からひさしのようになり，術野が狭くなる。すると術野を確保するために側頭葉の圧排が強くなり，脳挫傷を起こす原因となる。ただし，頬骨弓基部をdrill outするときは顎関節包を損傷しないよう注意する。

6 硬膜切開

ドレーンを留置した場合は脳脊髄液を排出することで頭蓋内圧をコントロールしておく。硬膜切開はU字に行い，尾側に翻転する。脳動脈瘤手術例ではあまり問題とならないが，脳腫瘍症例など開頭範囲が側頭後頭部側になる場合，vein of Labbéが脳表側から硬膜側へと走行するため硬膜切開の際に損傷しないように注意する。

頭蓋底側のdrill outが十分であれば翻転した硬膜から頭蓋底側の硬膜がほぼ平坦となる。硬膜翻転後，硬膜断端を吊り上げて術野に周囲から血液が流れ込まないようにしておく。

7 硬膜内操作

側頭葉を脳べらで軽く圧排しながら側頭葉底面と頭蓋底の間を分けていく。側頭葉底面は頭蓋底側に凸であり，逆に中頭蓋窩は側頭葉に合わせる形で凹んでいる。そこで，はじ

めは顕微鏡の光軸を中頭蓋底に垂直に近い方向へ向け側頭葉の圧排を行い，側頭葉と頭蓋底の間を少し開ける。少しずつ脳べらを術野の奥へと進めていくが，術野が奥にいくに従い顕微鏡の光軸も術野側頭葉の接線方向に入るようにする 図6 。この過程で脳への圧排が強いと脳挫傷をきたすため，少しずつゆっくりと操作を行うとともに，脳の圧排はcrural cisternを開放するために必要最小限度にとどめる。

　小脳テント切痕まで到達したら，crural cisternのくも膜を切開し，脳脊髄液を排出する。ここで時間をかけて脳脊髄液が十分排出されるのを待つ。Vertex downが十分に行われていれば，脳脊髄液が排出されるに従い側頭葉が頭蓋底から離れるように沈み込んでくる。これにより側頭葉への圧迫が少なくても術野が容易に確保できるようになる。

dvanced Techniques

側頭葉を軽く圧排し術野の左右の端，側頭葉底部と頭蓋底の間に2cm×2cm程度に切ったスポンゼル®をそれぞれ挿入して術野を広げておくと，後に脳べらで強く側頭葉を引かなくても術野が容易に確保できる。

　側頭葉に関係する静脈としてvein of Labbéや側頭葉底面の静脈がある。

　Vein of Labbéの多くは横静脈洞に流入する。横静脈洞に流入する場所は平均的には外耳道と外後頭隆起を結んだ線の中点のあたりであり，左側のvein of Labbéが優位との報告がある[2)]。Vein of Labbéが流入する場所は，横静脈洞以外に外側テント静脈洞や横静脈洞S状静脈洞移行部などがある。

　側頭葉底面を還流する静脈は，内側へ向かうグループと外側へ向かうグループに分けられる。内側グループは側頭葉底面内側を構成する鉤や海馬傍回を還流する内側側頭静脈，鉤静脈，前海馬傍静脈からなるが，脳底静脈に流入するため手術の妨げとはならない。一方，外側グループ（temporobasal vein）は前，中，後側頭底静脈があり，側頭葉底面を還

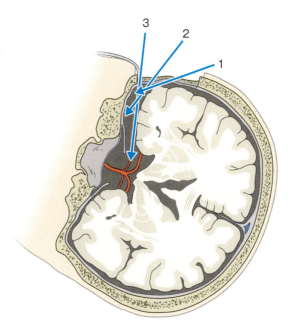

図6 側頭葉の圧排の進め方
側頭葉を軽く圧排し，側頭葉と頭蓋底の間に術野を確保する。術野を奥に進めるのに従い，顕微鏡の光軸は1から2，3へと移していく。

流し外側テント静脈洞，上錐体静脈洞最外側，横静脈洞などに流入する[3]。Temporobasal veinは主に外側テント静脈洞へ流入すると報告されている[4]。

　脳底動脈瘤の症例ではvein of Labbéが手術の妨げになることは少ない。一方，vein of Labbéの内側に位置するtemporobasal veinは側頭葉を圧排する際に損傷することがあるので注意する。Temporobasal veinにより側頭葉の圧排が制限されるときは，側頭葉側でtemporobasal vein周囲のくも膜を丁寧に切開し，静脈を脳表から剥がす，または，temporobasal veinが硬膜に癒着している場合は，周囲硬膜を切開し硬膜ごと静脈を小脳テントから剥がすことで対処する。

　Temporobasal veinが牽引され静脈洞への流入部で損傷されそうな場合は，予めスポンゼル®などを当てて補強するとよい。出血した際には止血剤を当て止血するが，それでも止血が困難な場合は，頭側を挙上して静脈圧を下げることで出血量をコントロールしながら止血する。ただし，空気塞栓に十分注意する。

　脳底動脈を確保するために小脳テントの切開を行う。小脳テントを切開する前に大脳脚前端部近傍で小脳テント自由縁を持ち上げて滑車神経を確認するが，特にテント内に潜る位置を確認する 図7 。次に小脳テントの切開を行うが，小脳テントの切開方法には大きく分けて2種類ある。術野手前からテント切痕に向かって切開する方法と，テント切痕側から術野手前側に切開する方法である。テント切痕に向かって切開する方法では術野手前の小脳テントに切開を入れてテントをバイポーラ鑷子で挟んで焼灼した後に切開をテント切痕の方へ進める。外側からテント切痕に向かって切開を進めることで，切開を進めた場所から出血してもバイポーラ鑷子で出血点が挟みやすく，止血をコントロールしやすいという利点がある。ただし，滑車神経を損傷しないよう滑車神経の走行を確認しながらテントの切開を進める必要がある。一方，テント切痕側から術野手前に向かってテントを切開する方法では，滑車神経を確認した後に手前にテントを切開するため，滑車神経を損傷しにくいという利点がある。ただし，出血した場合，バイポーラ鑷子で出血点を挟みにくく，止血に難渋することがある。小脳テント切開時にテント静脈洞やvenous lakeから出血した際には，バイポーラ鑷子による焼灼止血の他に，サージセル®など止血剤を出血する場所に詰める，頭側をあげて静脈圧を下げるなどで対処する 図8 。

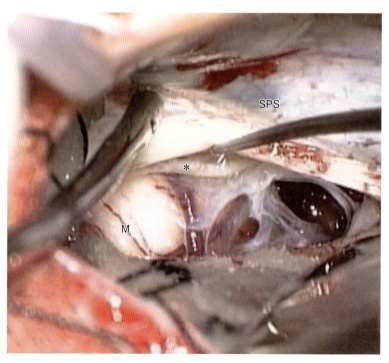

図7 滑車神経の確認
左subtemporal approachの術中写真。小脳テントを引いて滑車神経を確認。
＊：滑車神経　SPS：上錐体静脈洞　M：中脳

小脳テントを切開した後に断端を6-0ナイロン糸で引いて翻転すると，橋から中脳の前方，橋前槽から脚間槽の前方が見える術野が確保される．

術野を確保した後にcrural cisternから前方にくも膜の切開を追加すると，大脳脚が見えてくる．くも膜の奥に中脳，後大脳動脈，上小脳動脈が存在するので損傷しないように十分注意する．大脳脚外側で後大脳動脈，上小脳動脈を確認し，それらを近位へとたどっていくと，両動脈の間に動眼神経が見える．

Subtemporal approachでは動眼神経に接触せざるをえない場合が多く，合併症として動眼神経麻痺は高率に起こる．しかし，ほとんどの場合数カ月で自然に改善する．

上小脳動脈を近位へたどって脳底動脈を確認確保する．脳底動脈を確保すれば，出血のコントロールが可能となる．次に後大脳動脈をたどり，後交通動脈の合流部を確認，さらに近位へと後大脳動脈をたどると脳底動脈先端部動脈瘤の頸部が見えてくる 図9, 10 ．周囲の穿通枝を確認しネッククリッピングを行う．

脳底動脈－上小脳動脈分岐部動脈瘤の所見も提示する 図11 ．

動脈瘤周囲の血管や動眼神経を避けてクリッピングするために，使用するクリップの形も工夫する．両側視床，赤核，動眼神経核を栄養する穿通枝は温存しなければならないが[5]，術野から見て動脈瘤の奥の穿通枝には特に注意する必要がある．

8 閉頭

特に特別な手技は必要とされないが，髄液漏には注意が必要である．

頭蓋内の止血を十分確認した後に硬膜をwater tightに縫合し，フィブリン糊やデュラシールブルースプレー®を塗布して，まずは硬膜内から硬膜外への髄液漏を予防する．乳突蜂巣が開放された場合には，筋膜や骨膜を使いflapを作成して開放部を閉鎖して髄液漏を予防する．硬膜を骨弁に吊り上げて硬膜外血腫の発生を予防する．骨弁を固定した後に皮弁を層ごとに縫合して手術を終了とする．

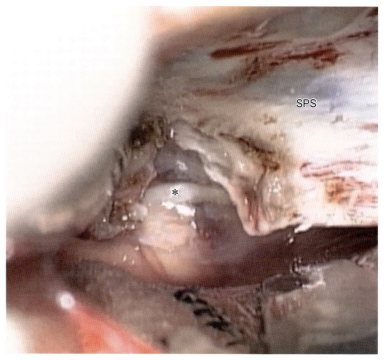

図8 小脳テントの切開
左subtemporal approachの術中写真．テントが茶色く変色した部分は焼灼止血したところ．滑車神経は温存されている．
＊：滑車神経　　SPS：上錐体静脈洞

図9 脳底動脈先端動脈瘤のシェーマ

テントを切開翻転することで近位の脳底動脈を確保，後大脳動脈と上小脳動脈の間に動眼神経が走行，動脈瘤頚部近傍には穿通枝が存在する。

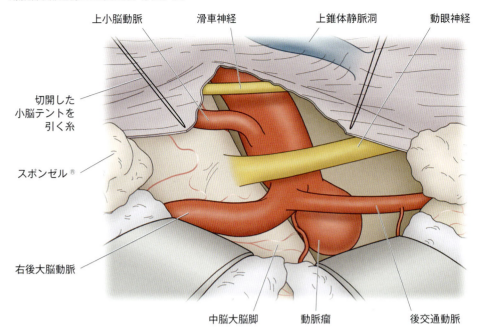

図10 脳底動脈瘤先端部動脈瘤の術中写真

左subtemporal approach。動脈瘤は後ろ向きで動脈瘤手前に穿通枝がある。スパーテルが動脈瘤頚部にあり，スパーテルの奥には右後大脳動脈が見える。脳底動脈はtemporary clipで遮断している。
lSCA：左上小脳動脈　lPCA：左後大脳動脈　rPCA：右後大脳動脈　AN：動脈瘤　P：穿通枝　Ⅲ：動眼神経　S：スパーテル

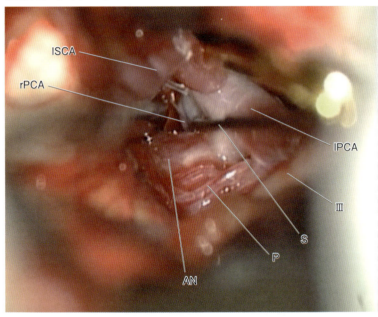

図11 左脳底動脈－上小脳動脈分岐部動脈瘤の術中写真

脳底動脈をtemporary clip（金色）で遮断し動脈瘤を露出。左動眼神経は動脈瘤により圧迫されている。クリップで動脈瘤頚部を挟むところ。L字型のクリップで動眼神経を避けてクリッピングする。
SCA：左上小脳動脈　PCA：左後大脳動脈
AN：動脈瘤　Ⅲ：左動眼神経

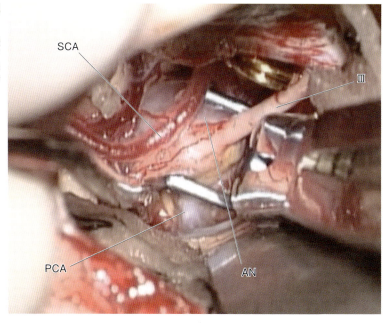

文献

1) 河瀬 斌：脳底動脈流の手術－手術の問題点とその解決方法について. 脳外誌 1992; 1: 322-30.
2) Silva PS, Vilarinho A, Carvalho B, et al: Anatomical variations of the vein of Labbé: an angiographic study. Surg Radiol Anat, 2014; 36: 769-73.
3) Oka K, Rhoton AL Jr., Barry M, et al: Microsurgical anatomy of superficial veins of cerebrum. Neurosurgery, 1985; 17: 711-48.
4) 鈴木泰篤, 松本 清：Three-dimensional CT angiography（3D-CTA）の頭蓋底静脈描出脳の検討. ubtemporal approachへの利用, 脳神経外科, 2000; 28: 17-22.
5) 後藤文男, 天野隆弘：臨床のための神経機能解剖学, 中外医学社, 1992, p118-9.

傍鞍部内頚動脈瘤クリッピング術

信州大学医学部脳神経外科　堀内哲吉，本郷一博

Summary

傍鞍部内頚動脈瘤は血管内で治療されることが多く，クリッピング術が施行される機会は減少している。この理由として，硬膜輪周囲の解剖が複雑なことに加えて，視症状出現または悪化の合併症が高率であることが考えられる。クリッピング術は決して容易とはいえないが，解剖理解や術中モニタリング利用により安全で再発率の低い動脈瘤治療が可能となる。われわれが施行している手術方法を紹介する。

Outline

手術適応

基本的には，硬膜内に位置する近位内頚動脈瘤が治療対象となる。占拠性病変として視症状がある症例や，瘤内血栓が塞栓源となっている症例に対する外科治療には異論はないと思われる。一方，小型で無症状の動脈瘤に関しては症例ごとの検討が必要である。

手術戦略

- 手術戦略を検討する際に，最も重要なのは動脈瘤が硬膜内に位置しているかどうかの同定である。Proximal ringより近位側の動脈瘤は，海綿静脈洞内に位置しており，クリッピングの治療対象とならないからである。また，硬膜内でも小型で周囲に脳脊髄液が存在しないような無症候症例では，破裂率が低く積極的な治療適応にはならないことも重要である。
- 3D-CTAや血管撮影で確認できる眼動脈分岐部位は，動脈瘤の位置同定に簡単で有効な指標となる。眼動脈分岐部位は，内頚動脈が硬膜内となった直後に通常存在するからである。
- 頭蓋内の手術であるが，頚動脈の分岐部位の情報は必須である。脳血管撮影による確認は必須でないが，3D-CTAは施行する必要がある。

手技のステップ

1. 体位，セットアップ
2. 皮膚切開，開頭
3. バイパス術の併用
4. 前床突起削除
5. 硬膜輪切離
6. Suction decompression法
7. クリッピング
8. 閉創・術後管理

はじめに

われわれは，傍鞍部内頚動脈瘤の定義として，distal dural ringから後交通動脈分岐部の間に発生した動脈瘤としている[1-4]。つまり，破裂によりくも膜下出血となる動脈瘤である。傍鞍部内頚動脈瘤の治療は，直達手術と血管内治療に大別される。血管内治療は，フローダイバーターに代表されるデバイスの急速な進歩があり適応範囲が拡大している。一方，クリッピング術を代表とする直達手術は，頭蓋底部にあり前床突起削除の必要性や視症状の合併症が高率なため，症例数は減少している。しかし，血管内治療においても視症状出現の割合は決して低くないことが知られるようになってきた。血管内治療後の再発例や若年者，また占拠性病変などには，直達手術が必要な症例が今後も存在する。よって，傍鞍部内頚動脈瘤に対する直達手術手技の維持ならびに向上は，脳神経外科医にとって必要不可欠である。

クリッピングに必要な解剖

傍鞍部内頚動脈瘤の直達治療において，理解しておくべき解剖学的構造には，①血管構造として内頚動脈，眼動脈，上下垂体動脈，後交通動脈，前脈絡叢動脈，海綿静脈洞，②骨構造として前床突起，視神経管，視神経管柱（optic strut），上眼窩裂，③膜構造として硬膜輪（proximal ringとdistal dural ring），falciform ligament，④神経として視神経，動眼神経などがあげられる。本項では必須項目である以下を解説する。

■眼動脈（ophthalmic artery）

眼動脈は，内頚動脈がdistal dural ringを貫通して硬膜内になった直後に分岐することが多い 図1 。よって眼動脈の分岐部位から動脈瘤が硬膜内であるかどうかある程度類推することが可能である。眼動脈分岐よりも遠位に位置している動脈瘤がクリッピング対象となる。眼動脈分岐位置にはさまざまなバリエーションが存在するので，MRIでの検討も重要である。MRIで動脈瘤周囲に髄液の信号が確認できれば硬膜内であると確定できる。大型動脈瘤では，頚部が硬膜外でも動脈瘤体部は硬膜内の可能性がある。内頚動脈窩（carotid cave）動脈瘤は，眼動脈分岐より近位部に存在するが硬膜内動脈瘤である[5]。Carotid cave動脈瘤は，硬膜のポケットに位置しているので，画像検査では一見硬膜外病変と誤診されやすい。周囲に髄液は存在しないので，MRIでも診断は難しいことが多い。これは，distal dural ringが内側では内頚動脈と疎な結合であるためである。

図1 眼動脈周囲の解剖（左前床突起削除後の写真）
眼動脈は分岐部を含めて通常のpterional approachでは観察できない。前床突起と視神経管を一部削除後に，distal dural ringを切離して視神経を内側上方に移動すると確認できる。
ICA：内頚動脈（internal carotid artery）

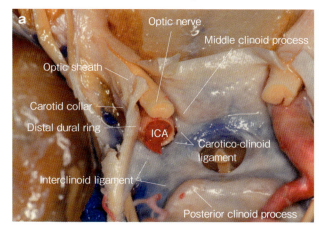
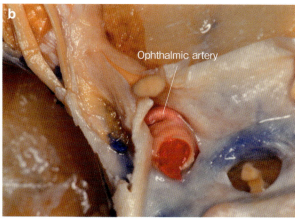

Advanced Techniques

眼動脈は，硬膜外あるいはdistal dural ring内で分岐することもあるので注意が必要である。眼動脈がdistal dural ring内で分岐する場合は，distal dural ringの切開時に眼動脈損傷を惹起することがあり注意が必要である[1]。

COFFEE BREAK

眼動脈閉塞が問題となるのは，外頸動脈からの側副血行路がなく網膜中心動脈が虚血になる場合である。以前より90%の症例では側副血行路があるので，多くの症例では眼動脈閉塞により視症状は出現しないとされてきた（J Neurosurg 1951; 8: 631-59）。眼動脈を一時閉塞して網膜の血流が保たれているかどうかの研究結果でも，85%の症例で側副血行路が存在したとの結果であった（Am J Neuroradiol 2014; 35: 2146-52）。われわれも手術中に眼動脈を10分間程度一時遮断して視覚誘発電位（visual evoked potentials：VEP）の低下があるかどうか確認しているが，今まで一例も網膜電位低下を認めていない 図2 。しかし，長時間の閉塞で変化するかどうか不明である。これまでの報告も逆に考えると，眼動脈閉塞により10〜15%の確率で網膜の血流低下を惹起する可能性があるということになる。よって，クリッピング手術でも眼動脈の温存に努めるべきである 図2 。

図2 眼動脈分岐部動脈瘤クリッピング症例
a：骨削除前では眼動脈は観察できない。
b：骨削除後に眼動脈（＊）が観察できる。
c：眼動脈を一時遮断してVEP変化がないことを確認している。
d：眼動脈を温存してクリッピングを施行した。

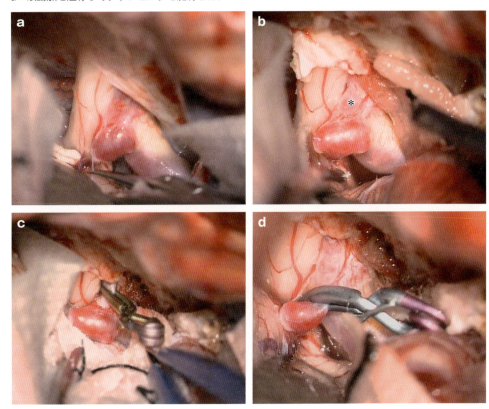

■ 上下垂体動脈（superior hypophyseal artery；SHA）

SHAは，carotid caveから後交通動脈分岐部までの硬膜内内頸動脈内側部より分岐する細動脈である 図3 。SHAは，視神経・視交叉に血流を供給しており，重要な栄養血管のこともある[3]。血管撮影でのSHA同定は，一般的には困難なことが多い。血管の太さは0.1～0.5mmで，1～5本存在する。SHAは対側や同側の血管との間に豊富な吻合形成があるため，片側の損傷では視神経などの虚血は起こさないといわれている[3]。しかし，両側動脈瘤治療においての両側のSHA損傷や，血管内治療での液体による塞栓では，側副血行路がなくなるため視症状の出現が報告されている[3]。

Advanced Techniques

われわれは，クリッピング術中にSHAを一時閉塞してVEPが変化するかどうか検討している 図3 。今までの経験では，一例を除いて（J Neurosurg 2007；107：865-7）波形変化を認めていない。波形変化を認めた1例も以前に反対側の手術の既往があり，側副血行路がなかった症例の可能性がある。私見では，片側であればすべてのSHAを損傷しなければ，視神経や視交叉が虚血になる可能性は低いと思っている。しかし，SHAを損傷せずに手術可能な状況であれば温存すべきである。

■ 前床突起（anterior clinoid process；ACP）

前床突起は蝶形骨小翼縁の延長線上にある突起である 図4 。大きさには個人差があり，突起内に含気（pneumatization）を認めることがある。含気がある症例での骨削除は注意が必要である。粘膜を損傷すると髄液漏を合併する。

■ 視神経管柱（optic strut）

"strut"とは支柱の意味で，視神経管と上眼窩裂を隔てている 図4 。実際の手術では，視神経と内頸動脈に挟まれる部分にある骨である。われわれは，前床突起を削除した後で，症例により必要部分のstrut削除を行っている。硬膜内より骨削除する場合は，carotid cave動脈瘤などの近位動脈瘤で，リングクリップを用いる場合には，十分な削除が必要となる。

■ 硬膜輪

傍鞍部内頸動脈瘤治療において，一番重要であり理解するのが困難なのが硬膜輪の解剖である 図5～8 。この部位の解剖に関しては，名称や定義が一定していないのが現状

図3 左SHA動脈瘤に対して右からのcontralateral approachを施行した症例
a：視交叉前方に動脈瘤（An.）と複数のSHA（➡）を認める。
b：数本のSHAを一時遮断してVEP変化がないことを確認した。
c：SHAを含めてクリッピングを施行した。

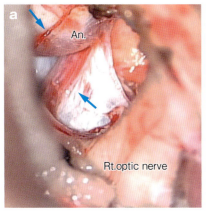
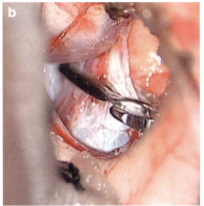
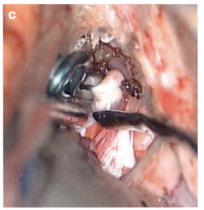

図4 上方より骨の解剖写真

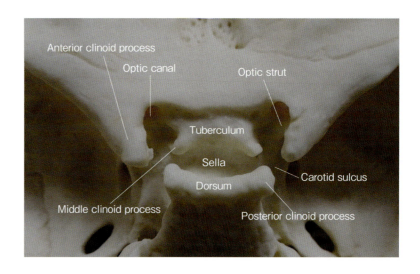

図5 左内頚動脈における前床突起（ACP）と硬膜輪の関係
前床突起上面の固有硬膜がdistal dural ringであり，下面の骨膜がproximal ringである．
CS：海綿静脈洞（cavernous sinus），ON：視神経（optic nerve），PCoA：後交通動脈（posterior communicating artery）

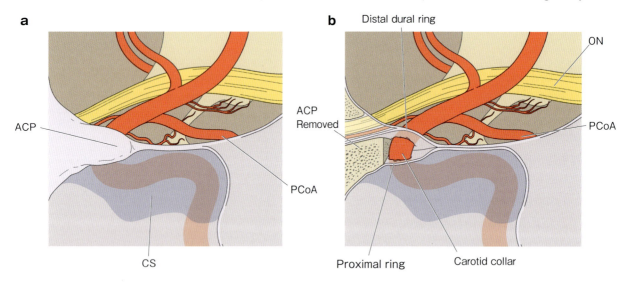

であるので，本項では，われわれが理解使用している直達手術に必須なdistal dural ringとproximal ringについて解説する．

　前床突起の上面を覆っている硬膜（固有硬膜と骨膜）が，前床突起を除去すると内頚動脈外膜に移行していくのが確認できる　図6, 7　．この固有硬膜がdistal dural ringであり，内頚動脈を全周性に覆っている　図8　．前床突起の骨膜成分は，内頚動脈周囲を内頚動脈襟（carotid collar）とよばれる薄い膜となる　図5, 7, 8　．Carotid collarは，その後proximal ringへと移行する．前床突起を除去した下面の骨膜が，proximal ringであるとすると理解しやすい　図5　．よって，proximal ringはproximal "dural" ringではない．Proximal ringは海綿静脈洞の上壁成分であり，別名carotidoculomotor membraneともよばれている．直下に動眼神経が走行している．Carotid collarは内頚動脈壁に付着することはなく，海綿静脈洞と連続しているので，collarと内頚動脈の間にはスペースがあり静脈血が存在する．Carotid collarとproximal ringは薄い骨膜であるので，容易に損傷する．前床突起削除中にみられる静脈性の出血は，carotid collarまたはproximal ringの損傷によるものである．この静脈性出血は，フィブリノーゲン付きのサージセル®にて容易に止血が可能である．最近では，フィブリン糊を静脈洞内に注入して止血する方法も紹介されているが，硬膜内からの削除では止血に難渋することはない．

図6 硬膜と骨構造の関係1

硬膜内より前床突起削除の手順を示す。硬膜切開し前床突起を露出する。

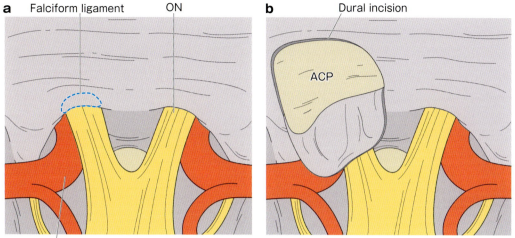

図7 硬膜と骨構造の関係2

前床突起を削除（＊）するとdistal dural ringとproximal ringの関係がわかる。

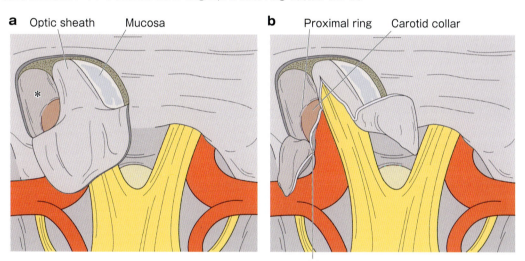

図8 硬膜輪とcarotid caveの関係（右内頸動脈を後ろから観察している）

外側では，distal dural ringは内頸動脈（ICA）の外膜に移行していく。一方，内側ではdistal dural ringと内頸動脈の間にスペース（carotid cave）が存在することが多い。

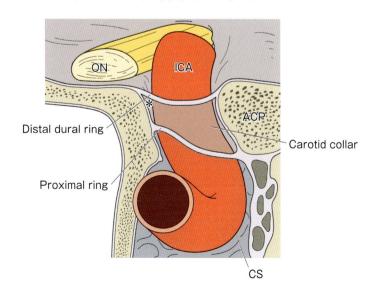

> **Essential Techniques**
>
> Distal dural ringの前外側では強く内頚動脈と結合しているが，視神経下の後内側では疎な結合でありポケットを形成している．この硬膜のポケットがcarotid caveである 図8 [5]．内頚動脈は，distal dural ringを貫通して硬膜内に入ることになる．内頚動脈の上外側はdistal dural ringにより固定されているので，傍鞍部内頚動脈瘤手術クリッピングに際しては，内頚動脈の可動性を得るためにringの切離が必要になることが多い．

> **Advanced Techniques**
>
> Carotid caveは，全例には存在しないことが以前より知られている．最近の報告では，95％でこのポケットは存在し深さは平均2.4mm，長さは平均9.9mmと記載されている［Neurosurgery 2012; 70(2 Suppl Operative):300-11］．私見であるが，硬膜輪外側に比べて内側のcave周囲には個人差があると思っている．理由として，周囲の骨ならびに靭帯の発達に個人差が大きいので，骨膜と固有硬膜の関係が複雑になることがあげられる．

傍鞍部内頚動脈瘤の分類

　傍鞍部内頚動脈瘤では，外側向き動脈瘤はまれであるので，上方向き（"背側"）・内側向き・下方向き（腹側）の動脈瘤が多い．いろいろな分類が提唱されているが，われわれの分類を紹介する．術前の画像検査より①眼動脈分岐部動脈瘤，②SHA動脈瘤，③carotid cave動脈瘤，④前壁（"背側"）動脈瘤，⑤その他，と5種類に分類している[1-4]．①の動脈瘤に関しては，血管撮影にて確認可能で診断に迷うことはない．④の動脈瘤に関しては，眼動脈分岐より遠位内頚動脈より上方向きの動脈瘤であり通常分岐血管がない，いわゆるnon-branching aneurysmである．未破裂"背側"傍鞍部内頚動脈瘤は，通常囊状動脈瘤である[2]．破裂例では解離性動脈瘤の可能性があるので注意が必要である．②と③は，どちらもSHAが関係していることが多い[3,4]．どちらも内側または内側下方向きであるので，厳密に術前に区別するのは困難である．一般的には，眼動脈分岐より近位部に頚部があるものがcarotid cave動脈瘤で，遠位部にあるものがSHA動脈瘤である．Carotid cave動脈瘤は，傍鞍部内頚動脈瘤直達手術において，最も技術的に難しい動脈瘤である．

手術手技

1 体位，セットアップ

　"背側"動脈瘤においては，術野での全周性の確認が可能であるのでICG（インドシアニングリーン）蛍光血管撮影のみで十分なことが多い．一方，内側向きや腹側向きの治療では，術野からのクリップ先端の確認が難しいことがあり，不完全なクリッピングになる可能性があること，ならびにリングクリップに起因する母血管狭窄を評価するために術中血管撮影の適応となることがある．よって，ハイブリット手術室が使用可能な施設であれば，同手術室での治療が推奨される．
　われわれは，傍鞍部内頚動脈瘤治療において全例で頚部内頚動脈を露出・確保し

proximal controlを行っている。血管内からのバルーンによるproximal controlも有用と思われるが，血栓・塞栓症の問題があるのでわれわれは用いていない。

アプローチは，同側からの手術（ipsilateral approach）に加えて対側からの手術（contralateral approach）を選択することがある[4]。内側向きの動脈瘤で視交叉前方に存在する場合はcontralateral approachが優れている 図3 。しかし，内側向きでも破裂例ではipsilateral approachを選択している。理由として，破裂例ではproximal controlを優先するためである。Contralateral approachでも病側の頸部内頸動脈は全例で露出している。クリッピング症例は全例でVEPをモニタリングして手術を行っている。

> **Essential Techniques**
>
> 傍鞍部内頸動脈瘤手術では，骨削除を含めて基本的には顕微鏡の視軸はlook downである。よって，neutralまたはchin downでの頭部固定が基本である。しかし，chin downでは頸部での内頸動脈確保が難しい。われわれは，下顎はneutralな位置で頭部固定し，必要に応じてベッドの縦転などで対応している。頸動脈の分岐部が高い場合などはまずchin upで固定し，確保後にchin downして再固定することもある。

2 皮膚切開，開頭

皮膚切開については，通常のpterional approachと同様である 図9 。病側頸部にも頸動脈分岐に応じて横切開する 図9 。開頭に関しては，基本的にsubfrontal approachであるため正中側に大きめの開頭が必要である。特にcontralateral approachでは内側の開頭が必要となる。大型や巨大動脈瘤では，anterior temporal approachなども必要となるので側方の開頭も必要となる。3D-CTAでは，頭蓋内でproximal controlが可能に見える症例があるが，実際にはスペースはないことが多い。また，あってもtemporary clipを置いてしまうと剥離・クリッピングのときに邪魔となる。われわれは，動脈瘤頸部周囲や視神経と接している部分の剥離時には，頸部での内頸動脈遮断下に施行している。動脈瘤内の圧が低い状況での剥離のほうが安全である。

図9 実際の頭頸部の皮膚切開とvisual evoked potential測定のセットアップ

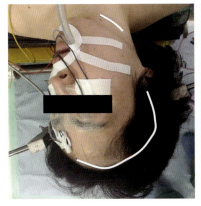
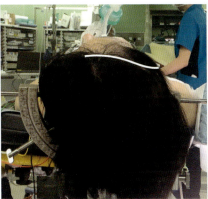
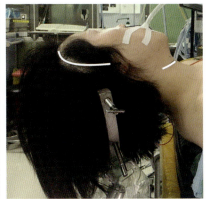

3 バイパス術の併用

　大型の動脈瘤で内頚動脈の遮断時間が長くなることが予想される症例においては，sensory evoked potentialやmotor evoked potentialのモニタリングに加えて，あらかじめ浅側頭動脈・中大脳動脈吻合術を先行させる。前交通動脈や後交通動脈の発達が不良な場合には，すぐにhigh-flow bypassが施行できるような準備をしておくことも必要である。

4 前床突起削除 図6，7

　傍鞍部内頚動脈瘤手術では，硬膜外または硬膜内での前床突起削除が必要となることが多い。前床突起の削除に関しては，硬膜外からの削除と硬膜内から削除する方法がある。われわれは，髄膜腫などでは硬膜外から削除することもあるが，動脈瘤手術では硬膜内からの削除を行っている[4]。利点として，①症例により削除する範囲が異なるため，硬膜内から必要部分のみの削除が可能であること，②視神経と動脈瘤の位置を直視下に置くことができることがあげられる。High speed drillかbone curetteで削除することになるが，安全性の点からultrasonic bone curetteを推奨する。Bone curette使用によるデメリットは，突起自体を硬膜から露出する範囲が大きくなることと，時間がドリル使用よりかかることなどがあげられる。Ultrasonic bone curetteでも熱損傷は起こるので，十分なirrigationは必要である。硬膜内削除では，まず，骨成分である視神経管と前床突起の位置を，硬膜内より剝離子や吸引管などを使用して正確な位置を確認する。通常では，視神経の可動性を得るために，視神経管の開放も行う。大型の動脈瘤で視野・視力障害が出現している症例では，視神経の減圧も必要になるので視神経管も長い範囲で開放する。前床突起の切除範囲は，動脈瘤の頚部が十分露出するまで必要である。Carotid cave動脈瘤治療などでは，optic strutの削除が必要となる。

5 硬膜輪切離

　通常の傍鞍部内頚動脈瘤の治療において，切離が必要な硬膜輪はdistal dural ringである。Distal dural ringを切離することにより内頚動脈の可動性を得ることができる。切離する程度は，症例によってさまざまである。"背側"動脈瘤では，切離する範囲は少なくてよい。一方，carotid cave動脈瘤や近位部SHA動脈瘤では，全周性の切離が必要になる。

6 Suction decompression法

　大型動脈瘤クリッピングにおいては，とても有用な方法である。方法には，①頚部内頚動脈穿刺して行う方法 図10 と，②血管内でバルーン閉塞しカテーテルより脱血する方法がある。眼動脈が術野で同定できず，これからの逆流により有効な減圧ができない症例があるので注意が必要である。われわれは，頚部の直接穿刺に18ゲージのサーフロー留置針を用いている。Suction decompression開始時は，全身ヘパリン化している。ACTを200秒以上にコントロールし，脱血した血液は静脈ラインから返血する。細い留置針では，有効な減圧ができないので注意する。留置針抜去時は，6-0または7-0などのナイロン糸で縫合止血する。

7 クリッピング

　3D-CTAや血管撮影ではSHAが確認できないことが多いが，実際の手術では内側向きや腹側向きの動脈瘤ではSHAが動脈瘤周囲に存在するので，クリッピングする前に確認

図10 Suction decompression法と直接穿刺法
a：Suction decompression法
b：直接穿刺法
直接法は，頭蓋内で動脈瘤近位部の確保が必須であることと繰り返して行うことが難しい欠点がある。
CCA：総頚動脈（common carotid artery），ECA：外頚動脈（external carotid artery），MCA：中大脳動脈（middle cerebral artery），ACA：前大脳動脈（anterior cerebral artery）

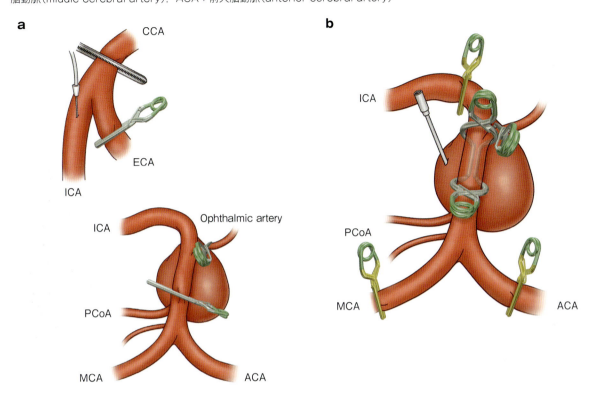

が必要である。動脈瘤周囲のSHAを温存してのクリッピングは難しいことが多いので，VEPモニタリング下でのクリッピングはとても有用である。同側からの手術では，内頚動脈と平行になるリングクリップを用いるのが一般的であるが，リングクリップではSHAが温存できないことが多い 図11 。動脈瘤頚部より分岐するSHAを温存するクリッピング方法としては，retro-carotid 図12 もしくはoptico-carotid spaceからの内頚動脈と直交になるクリッピングが考えられる 図13 。

8 閉創・術後管理

前床突起削除部には，側頭筋の小筋肉片を置き，フィブリン糊で固定している。前床突起内に含気を認めない場合には，この操作で十分に髄液漏は予防できる。フィブリン糊は視神経の上には散布しないように注意している。私見であるが，フィブリン糊は視神経への炎症またはアレルギーを惹起する可能性があると考えている。他の閉創操作は，通常と変化はない。術直後でなく時間が経過（術後12から72時間）してからの視症状出現・悪化が報告されているので注意が必要である。

図11 傍鞍部内頚動脈瘤に対してリングクリップを用いたクリッピング法

SHAを温存するクリッピングは理論的には可能であるが，困難な場合が多い。

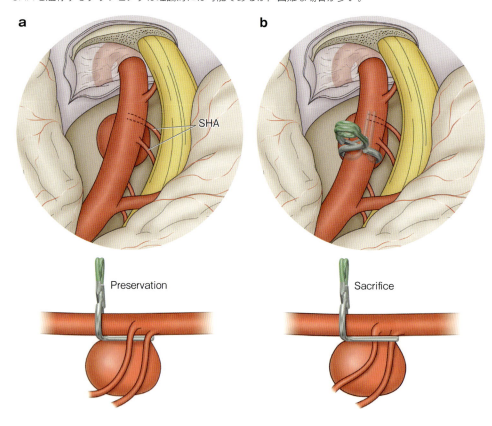

図12 傍鞍部内頚動脈瘤に対して内頚動脈と直交となるクリッピング法

Retro-carotid spaceからSHAを温存するクリッピングが可能である。

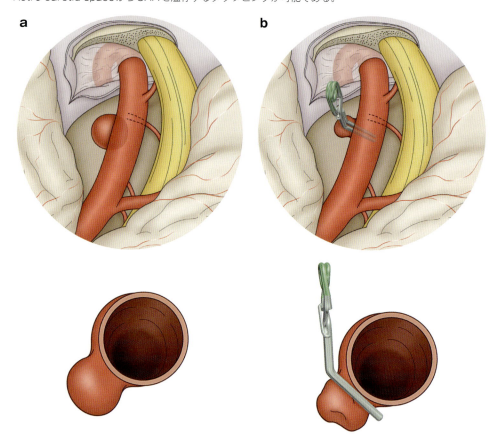

図13 傍鞍部内頚動脈瘤に対して内頚動脈と直交となるクリッピング法

Optico-carotid spaceからSHAを温存するクリッピングが可能である。

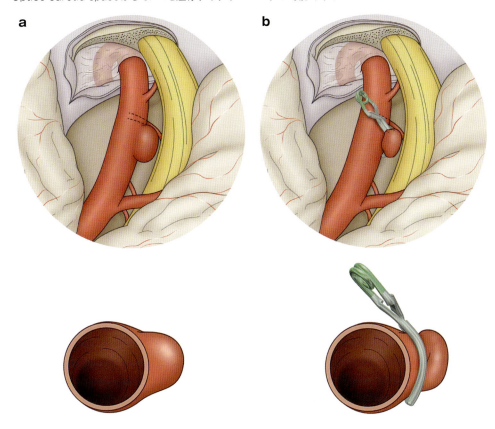

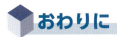

おわりに

　傍鞍部動脈瘤クリッピング術は，手順を間違えなければ安全な治療方法である．しかし，血管内治療後の再発例では，コイルマスやステントがあり高難度の手術となってしまう．大型でも背側向きの動脈瘤などでは，血管内治療よりクリッピング術が優れていると思われる．

文献

1) Horiuchi T, Tanaka Y, et al: Relationship between the ophthalmic artery and the dural ring of the internal carotid artery. J Neurosurg 2009; 111: 119-23.
2) Horiuchi T, Kusano Y, et al: Ruptured anterior paraclinoid aneurysms. Neurosurg Rev 2011; 34: 49-55.
3) Horiuchi T, Goto T, et al: Role of superior hypophyseal artery in visual function impairment after paraclinoid carotid artery aneurysm surgery. J Neurosurg 2015; 123: 460-6.
4) Horiuchi T, Yamamoto Y, et al: Clipping surgery for paraclinoid carotid aneurysm. Acta Neurochir Suppl 2016; 123: 27-32.
5) Kobayashi S, Kyoshima K, et al: Carotid cave aneurysms of the internal carotid artery. J Neurosurg 1989; 70: 216-21.

大型中大脳動脈瘤，前大脳動脈瘤の外科的治療

NTT 東日本関東病院脳神経外科　**井上智弘**

Summary

　大型中大脳動脈瘤および前大脳動脈瘤の手術におけるkey pointは，十分な術野の展開による瘤の母動脈および子動脈の確保である。動脈瘤へのapproach routeを遮る静脈を剥離温存し，fissureを広く開放する。Perforator free zoneで瘤の親血管に適宜temporary occlusionをかけて大型瘤内圧を下げ，末梢の動脈や周囲脳組織との剥離をクリップ前に十分行うことが大切である。

Outline

　大型の中大脳動脈瘤の外科治療の安全性を確保するうえで重要なポイントは，クリッピングに際し，十分瘤の内圧を下げ，子動脈（M2）の狭窄などきたさないよう，十分剥離を行うことである。そのため，外側線条体動脈などの重要な穿通枝を避けて，親血管（M1）にtemporary occlusionをかけられるよう広くシルビウス裂を剥離することが必要になる。

　大型の前大脳動脈瘤も原則は同じとなる。広い術野を確保するため，どの架橋静脈の間から入るかの術前・術中戦略が大切である。

手技のステップ
1. シルビウス裂の剥離
2. 瘤の露出
3. クリッピング

手術手技 – 大型中大脳動脈瘤

1 シルビウス裂の剥離

　大型の中大脳動脈瘤の手術において，安全性，確実性を担保するため最も大切なことは，sylvian fissureをM1近位からM2 distalまで確保すべく，superficial sylvian veinを温存しつつsylvian fissureを広範に剥離することである 図1 。Superficial sylvian veinを多くの場合temporal lobeから外し，sphenoparietal sinusへの流入部までくも膜を切離し，側頭葉を後方へ牽引し，ICA terminalis部のperforatorやanterior choroidal artery（AchoA）を確認し，それらを十分に避けてM1の最も近位部をtemporary occlusionのために確保すると，大型瘤の剥離操作がしやすくなる 図2～4 。そのためには，開頭の

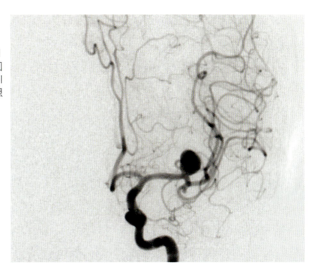

図1 40歳代女性，左中大脳動脈の約10mmの大型動脈瘤
瘤のドームはinsulaに埋まりこみ，short M1で瘤近位のM1 distalから瘤周囲を上方に回る細めのsuperior trunkにかけて，lateral lenticulostriate artery（LSA）が出ていると予想される。

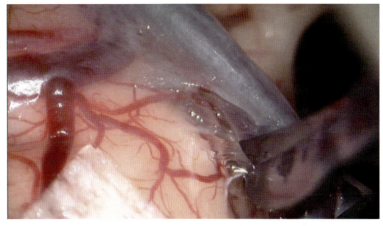

図2 superficial sylvian veinの剥離1
superficial sylvian veinを側頭葉より広く剥離する。

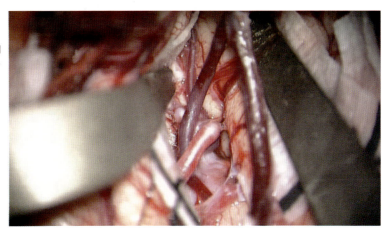

図3 superficial sylvian veinの剥離2
superficial sylvian veinをsphenoparietal sinusへの流入部硬膜まで剥離し，側頭葉もretractorで後方へ牽引する。

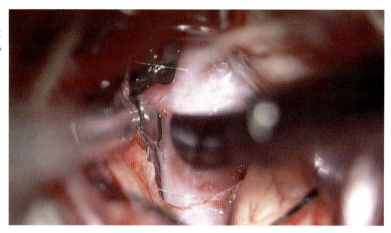

図4 AchoAの確認
M1後部からretrocarotid spaceまで見えるように広くsylvian fissureを開放すると，AchoAが確認できる。

段階で側頭筋はtwo layerに後方へ牽引し，sphenid wing，およびその側頭部の骨を眼窩外側壁が平坦化するまでドリリングしておくと，sphenoparietal部，M1近位後方およびretrocarotid spaceに顕微鏡の光軸が入りやすく操作がしやすくなる。

2 瘤の露出

ssential Techniques

大型中大脳動脈瘤手術の場合，瘤内圧コントロールのためtemporary occlusionの時間が長く，かつ複数回になりやすいため，M1のperforator freeの部位を確保，利用することが重要となる。したがって，瘤のすぐ近位のM1 distal部では複数本あるLSAの間隙に繰り返し遮断を行うと，操作によるspasmなどでperforatorの損傷が懸念されるため，sylvian fissureをIC cisternまでしっかり開け，先述のM1 proximalのperforator free zoneをtemporary occlusionのために確保する必要が生じる。

3 クリッピング

　瘤操作時は，適宜M1 proximalにtemporary clipをかけ，insulaなどの周囲脳組織，superiorおよびinferior trunkのM2と瘤を剥離したうえでクリッピングを行う 図5〜7 。特に，大型瘤のドームが細めのsuperior trunkと癒着している場合，剥離不十分でクリップしsuperior trunkに捻じれが生じ，瘤癒着面と180°反対から出ているレンズ核線条体動脈(lenticulostriae artery：LSA)に虚血を生じうるので気を付けなくてはいけない。

　瘤が巨大，血栓化などの理由でM2にバイパスを併用し，いずれかのtrunkを閉塞しなければいけないときは，LSAが終末枝にならないようなflow out designを心がける必要がある。例えば，STA-M2 double bypassをおいてM1 proximalとM2 inferior trunkを永久遮断するときは，M2 superior trunkに吻合したSTAのflowが，瘤近傍やLSAをretrogradeに還流し，anterior temporal arteryにflow outするといったデザインを検討すべきである。

図5 temporary clipの挿入
M1近位部にtemporary clipを挿入し，瘤内圧をコントロールする。

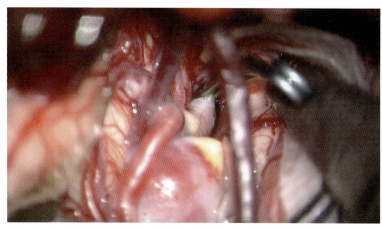

図6 瘤の周囲組織との癒着剥離
temporary clipで瘤内圧が十分下がった状態で，瘤の周囲組織との癒着を剥離する。

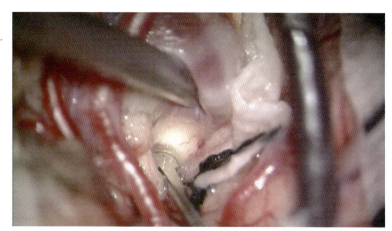

図7 クリッピング
M2の両trunkが捻じれないようにクリッピングを行う。

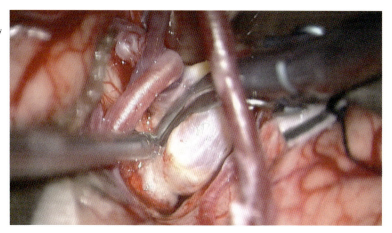

手術手技 — 大型前大脳動脈瘤

　Falxの患側前大脳動脈片側からbridging veinの間隙を利用して手術する場合，術前にDSAでbridging veinを評価し，開頭野をそこに合わせる必要がある　図8　。どうしても必要な術野の真ん中をbridging veinが横切るときは，veinの植え替えを血管吻合手技で行うことも検討される。吻合部の移動が制限されるので，side to side bypassに近い要領で吻合部後面は連続縫合で，手前側は間欠的に縫合する[1]。

> **Essential Techniques**
>
> 広めの術野を確保するには，anterior interhemispheric approachと同様の両側前頭開頭し，上矢状静脈洞（superior sagittal sinus；SSS）を結紮しfalxを前端で切離し，両側olfactory nerveを前頭葉から剥離温存した後，顕微鏡の光軸をgenuのほうに向けると広い術野が確保できる 図9〜11 。

図8 50歳代男性，右AC distalの最大径10mmの動脈瘤

aの矢印（青）の視軸で手術すべく，bの両矢印（黒）に示されるretro-genuのbridging vein間のスペースから右側片側interhemiで入るより，SSSおよびfalxを前端で切離し，両矢印（赤）に示されるsub-callosalからgenuに最短で入るほうが，広い術野が得られる。

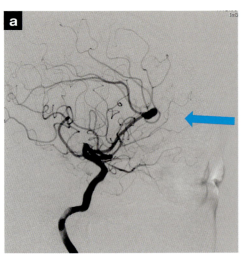
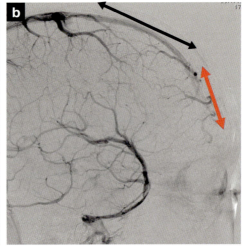

図9 SSSおよびfalxを前端で切離

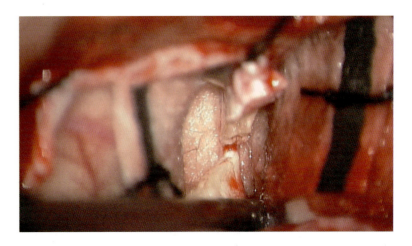

図10 interhemiへの進入

左側のほうがbridging veinのSSSへの流入がやや後方なので，切離したfalxは右側に牽引して，左からinterhemiに入る。

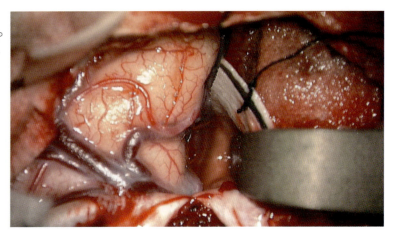

瘤操作時は，適宜A2 proximalにtemporary clipをかけ，周囲脳組織，pericallosal artery, callosomarginal arteryと瘤を剥離したうえでクリッピングを行う 図12, 13 。特に，大型瘤のドームが細めのcallosomarginal/pericallosal arteryと癒着している場合，剥離不十分でクリップし，いずれかのtrunkに捻じれが生じ，虚血が生じないように十分気をつける。

図11 動脈瘤の露出
図8a 矢印（青）の方向から顕微鏡の視軸（光軸）が入り，動脈瘤に向かう。

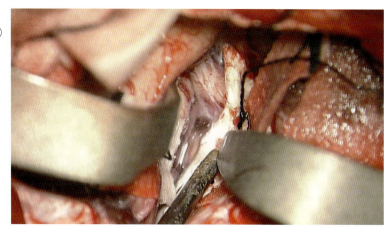

図12 pericallosal arteryの剥離
十分に広い術野で，瘤に癒着するpericallosal arteryを剥離。

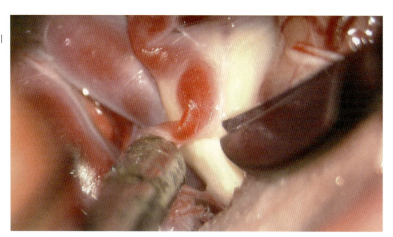

図13 瘤全体の癒着剥離
瘤全体を周囲脳やtrunkとの癒着を剥がし，起こしたところ。

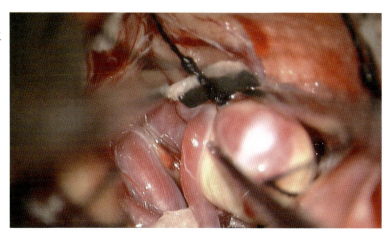

●文献

1) Ohara K, Inoue T, et al: Technique for rerouting a bridging vein that hinders the anterior interhemispheric approach: a technical note. Acta Neurochir (Wien). 2017 Oct; 159: 1913-8. doi: 10.1007/s00701-017-3285-y. Epub 2017 Aug 1.

大型・巨大内頚動脈瘤の外科的治療

岡山大学大学院医歯薬学総合研究科脳神経外科　伊達　勲，菱川朋人

Summary

大型・巨大内頚動脈瘤は，海綿静脈洞症候群や視野視力障害などの神経症状を呈することが多い上に，硬膜内に存在するとくも膜下出血のリスクも高く，多くの症例で外科的治療あるいは血管内治療が行われる。本項では外科的治療（開頭術）について解説する。前半は海綿静脈洞部内頚動脈瘤に対するhigh flow bypass＋内頚動脈trapping術，後半はparaclinoid（前床突起近傍）動脈瘤に対するsuction decompression法について述べる。

I　海綿静脈洞部内頚動脈瘤に対するhigh flow bypass＋内頚動脈trapping術

Outline

手術戦略

内頚動脈の遮断（trapping）を治療の基本とする。バルーン閉塞試験（balloon test occlusion；BTO）により脳虚血の程度を層別化し，バイパスの種類を選択する。

手技のステップ：橈骨動脈を用いたhigh flow bypass＋内頚動脈trapping
1. 体位とセッティング
2. 橈骨動脈の採取
3. 頚部血管の確保
4. 開頭
5. 橈骨動脈の皮下トンネル内への誘導
6. 橈骨動脈とMCA（M2）の吻合
7. 橈骨動脈と外頚動脈との吻合
8. 内頚動脈のtrapping

治療方針

　脳神経麻痺をきたした症候性病変が治療対象となるため，動脈瘤の脳神経に対する減圧が治療目標となる。減圧を得るため外科的治療の基本は，内頚動脈の遮断による動脈瘤の完全血栓化である。完全血栓化から徐々に血栓が縮小することにより，脳神経への減圧を得ることができ脳神経麻痺の改善につながる。本治療のポイントは内頚動脈遮断の部位，方法と時期，バイパスの選択である。

■内頚動脈遮断の部位，方法と時期

　内頚動脈遮断の部位，方法と時期にはバリエーションが存在する 表1 。近位閉塞では頚部内頚動脈の結紮のみで済むこと，バイパス経由の血流を眼動脈に残すことで後交通動脈や前脈絡叢動脈の血流を確実に温存できるという利点がある。一方で，外頚動脈系から眼動脈への逆行性の血流が強い場合，バイパス経由の血流と拮抗し血栓性合併症の原因となることや，瘤内血栓による塞栓性合併症が危惧される。Trappingでは血流の拮抗による血栓性合併症は起こらないものの，後交通動脈起始部のすぐ近位の遮断では網膜への血流不全や後交通動脈が盲端になり，後交通動脈や前脈絡叢動脈の血流不全が危惧される。眼動脈起始部より近位での遮断は，前床突起の削除が必要となる。コイルによる遮断は低侵襲であり，瘤内にある程度コイルを留置することで迅速な血栓化が期待できるものの，抗凝固療法が必要で術中の塞栓性合併症をきたす可能性がある。遮断時期については，バイパス作成と同時に内頚動脈を遮断する場合と，バイパス作成から数日後に遮断する場合がある。バイパス作成から数日後の遮断では，待機中にバイパスが閉塞する可能性がある[1]。

■バイパスの選択

　すべての症例においてhigh flow bypassを行うuniversal bypassと，バルーン閉塞試験（balloon test occlusion；BTO）により遮断に伴う脳虚血の程度を層別化しバイパスなし，low flow bypass，high flow bypassを選択するselective bypassが存在する。

■岡山大学での治療方針

　岡山大学では内頚動脈のBTOを行い神経症状，脳血流SPECT，年齢を考慮してバイパスの要否ならびに種類を選択している[2]。BTOで眼動脈の側副路存在を確認し，バイパス作成と同時に頚部内頚動脈結紮と後交通動脈起始部のすぐ近位内頚動脈をクリップで閉塞するtrappingを基本としている。眼動脈の側副路を認めない場合は，頚部内頚動脈結紮のみを行っている。

表1 内頚動脈遮断の部位，方法と時期

部位	近位閉塞（頚部内頚動脈） trapping 　頚部内頚動脈と眼動脈起始部より近位の内頚動脈 　頚部内頚動脈と後交通動脈より近位の内頚動脈
方法	結紮とクリップ コイル
時期	バイパス作成と同時期 バイパス作成から数日後

術前検査

血管撮影により病変の評価のみならず，頸動脈の走行や分岐の高さ，橈骨動脈の発達の評価，Allen testによる側副路の評価も行う。

手術手技

ここでは橈骨動脈を用いたhigh flow bypass＋内頸動脈trappingの手技の詳細について述べる。

1 体位とセッティング

前腕，頸部，頭部の合計3カ所で手術操作が行われ，かつ同時進行で行われるため，術者同士，麻酔器，顕微鏡との干渉がないか，術者が快適に手術操作ができるか，清潔が維持できるかなどに留意して体位を決定しセッティングを行う必要がある 図1 。頭位は健側へ約30°回旋し，わずかにvertex downとする。これは頸部を伸展させ頸部操作を行いやすいようにするためである。患側と反対側の橈骨動脈を採取すれば術者同士の干渉は少ないが，最終的には橈骨動脈の太さや側副路の発達で採取側を決定する。中大脳動脈（middle cerebral artery；MCA）（M2）の一時遮断に備えて，脳保護の目的でバルビツレートの投与を行う。麻酔の導入の段階で麻酔科医に依頼し，遮断時にはバルビツレートが飽和できているようにする。

> **Essential Techniques**
>
> MCA（M2）遮断までにバルビツレートを飽和させ，十分な脳保護下で頭蓋内の吻合操作を行う。

図1 セッティング（左側患側＋右橈骨動脈採取例）
a：右橈骨動脈採取を2名，頭部，左頸部操作を2名同時進行で行う。
b：顕微鏡導入。

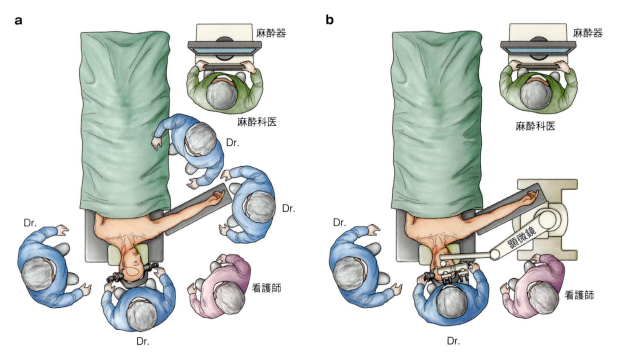

2 橈骨動脈の採取

橈骨動脈は手首側は正中を走行しているが，上腕側は橈骨側の腕橈骨筋に覆われている。両側のconcomitant veinの間をていねいに剥離していく。側枝は1本ずつ絹糸で結紮処理を行う。皮下トンネル内での出血は重篤な合併症に繋がる可能性があり，丹念な止血操作が重要である。採取する長さの目安は約20 cmである。

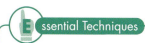

ヘパリン投与を行うため入念に止血を行いながら手技を進める。

3 頸部血管の確保

頸動脈分岐部の高さに近いしわに沿った約6 cmの横切開を行う。吻合操作が行えるだけの十分な長さの外頸動脈を露出する必要がある。分岐部が高位の場合は，胸鎖乳突筋前縁に沿った縦切開を行う。橈骨動脈が通過する顎二腹筋と舌下神経もしっかり露出する。

4 開頭

通常の前頭側頭開頭に加え，頬骨弓起始部も開頭野に含める。側頭葉をretractionしシルビウス裂を十分開放することで，頭蓋内の吻合操作が行いやすくなる。頬骨弓起始部の側頭骨や側頭筋は橈骨動脈の通路となるため丹念に止血を行う。

5 橈骨動脈の皮下トンネル内への誘導

■ **橈骨動脈の皮下トンネル作成**

舌下神経の上，顎二腹筋の下で皮下トンネルを作成する。舌下神経の上で下顎角を触れながら頬骨弓起始部から挿入したモスキートケリーの先端を指先で確認し，モスキートケリーを貫通させる。続けて20Frトロッカーを同じ通路を通過させ，内筒を抜去し数回しごいてトンネルの径を確保する 図2a～d 。

■ **橈骨動脈の切離と皮下トンネル内への誘導**

橈骨動脈の遠位（手首側）を絹糸で結紮し，すぐ手前にtemporary clipを置いてその間で切断する。近位（上腕側）も絹糸で結紮し切断する。近位端には三方活栓をつけた1mm IMAカニューレを絹糸で固定し，遠位のtemporary clipを外して橈骨動脈内の血液をwash outし，再度temporary clipを置きヘパリン加生食で緊満させleakの有無を確認する 図2e 。Temporary clipに絹糸を結び付け，橈骨動脈を緊満させたまま頸部側からトロッカー内に挿入し，頭部側から引いて皮下トンネルを通過させる 図2f 。

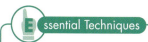

橈骨動脈のねじれを防止するため，緊満させたまま皮下トンネルを通過させる。

図2 橈骨動脈の皮下トンネル作成と挿入
a：下顎角を触れながらモスキートケリーを挿入。
b：モスキートケリー挿入後。
c：20Frトロッカーを挿入。
d：トロッカー挿入後。
e：ヘパリン加生食で緊満させleakを確認。
f：緊満させたままトロッカー内に挿入。

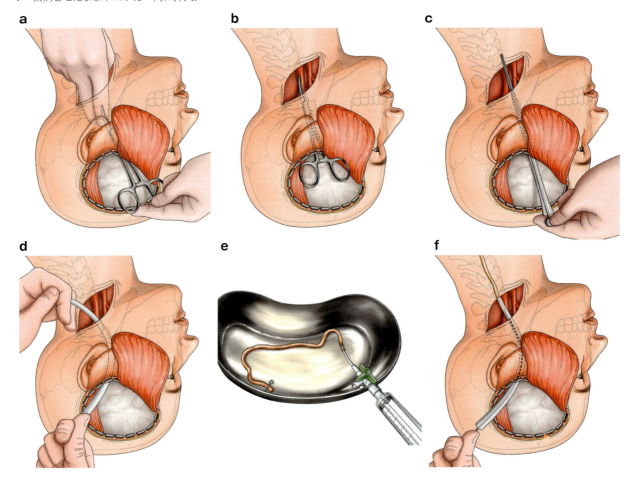

6 橈骨動脈とMCA(M2)の吻合

　シルビウス裂を十分開放し、insula上の太いM2をrecipientとして選択する。ラバーシートを敷き前頭葉と側頭葉の両方の脳べらでラバーシートを引くと、吻合操作を行う術野が浅くなる 図3a 。橈骨動脈の先端形状はまっすぐとし、9-0ナイロン糸でstay suture含め約12針で縫合を行う。Temporary clipを吻合部直前の橈骨動脈に置きM2の血流を再開し、ヘパリン3,000単位の全身投与を行い、ACTを200秒以上に保つように麻酔科医に依頼する 図3b 。

7 橈骨動脈と外頸動脈の吻合

　橈骨動脈はヘパリン加生食で膨らませ、ある程度頸部側に引いてたるみを取る。橈骨動脈の先端形状はfish-mouthとし、2.5mm血管パンチで隣り合わせに2個開ける 図4a 。外頸動脈に動脈硬化性変化を認める場合は、把持力の強い持針器を用い8-0ナイロン糸で縫合を行う 図4b 。外頸動脈遠位、外頸動脈近位、橈骨動脈の順にdeclampし血流を再開する。

8 内頸動脈の trapping

　Carotid cistern に至り視神経，内頸動脈，後交通動脈起始部を確認する。頸部内頸動脈起始部を絹糸で2カ所結紮し 図5a，後交通動脈起始部のすぐ近位の内頸動脈をクリップで閉塞し trapping を完成させる 図5b。ドップラー血流計やICG（インドシアニングリーン）蛍光血管撮影で橈骨動脈や後交通動脈の血流を確認する。

図3　橈骨動脈とM2の吻合
a：ラバーシートを脳べらで引くことで術野を浅くする。
b：吻合終了後橈骨動脈を遮断。

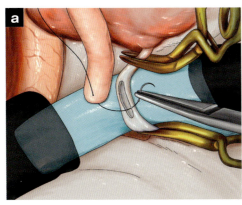 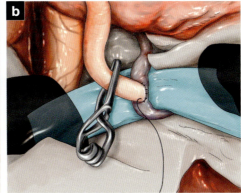

図4　橈骨動脈と外頸動脈の吻合
a：血管パンチで arteriotomy を行う。
b：橈骨動脈と外頸動脈の吻合。

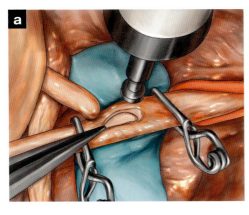 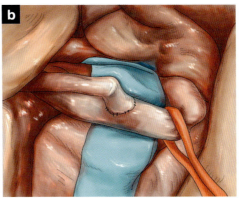

図5　内頸動脈の trapping
a：頸部内頸動脈起始部を結紮。
b：後交通動脈起始部のすぐ近位の内頸動脈をクリップで閉塞。

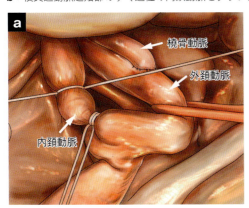 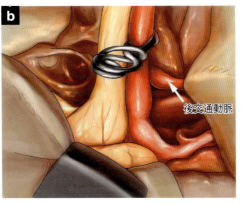

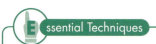

後交通動脈起始部のすぐ近位をクリップすることで盲端をなくし，血栓性合併症を回避する。

まとめ

　High flow bypassは定型的な手術であり，ひとつひとつの手順を確実に踏むことが良好なバイパスの開存につながる。一方で，内頚動脈の遮断にはバリエーションがあり，症例ごとに柔軟に対応することが重要である。

II Paraclinoid（前床突起近傍）動脈瘤に対するsuction decompression法

Outline

手術適応

　くも膜下出血で発症した症例については，再破裂防止のため手術が必要である。未破裂の症例については，その解剖学的位置関係から同側の視力視野障害で発症することが多く，視神経の機能温存のため通常は症状発症から3カ月以内の手術が望ましい[2,3]。大型・巨大であるので当然破裂率も高く，くも膜下出血予防の点からも外科的治療が望まれる。

手術戦略

　Suction decompression法では内頚動脈の血流遮断が必須であるため，balloon test occlusion（BTO）を含めた血管撮影は原則的に必要である。Allcock testで後交通動脈と動脈瘤の関係を観察，加えて動脈瘤と同側の頚動脈をcompressionした状態での前交通動脈を介した側副血行を確認する。また，BTO時に同側の総頚動脈撮影を行い，外頚動脈から眼動脈が造影されるかどうかを観察しておく。

手技のステップ：Paraclinoid（前床突起近傍）動脈瘤に対するsuction decompression法

　動脈瘤の同側の頚部で，総頚動脈，内頚動脈，外頚動脈を確保した後に開頭し，動脈瘤周辺の骨削除を行う。Suction decompressionの準備が患者の頚部において整ったら，temporary clipを後交通動脈のすぐ近位部にかけ，suctionを開始，動脈瘤の圧を減じた状態でクリッピングを行う[4]。

1. 手術体位とセッティング
2. 開頭・視神経管上壁および前床突起切除
3. 硬膜切開と動脈瘤の露出
4. Suction decompression開始
5. クリッピング

手術手技

1 手術体位とセッティング

　左側の巨大paraclinoid動脈瘤の例（図6a）で説明する。仰臥位で頭部を対側に40°回転させ，3点固定する（図6b）。最初に患者の頸部で総頸動脈，内頸動脈，外頸動脈を確保し，それぞれに血管テープをかける（図6c）。Suction decompressionを成功させるには，手術室内での情報共有が重要である。画像モニターのセッティングも含めた手術室の状況を（図7）に示す。

患者頸部から直接suctionを行うメリットについて

　Suctionを行う方法として，本稿で説明しているような患者頸部から直接行う方法と，endovascular techniqueを用いて大腿動脈からカテーテルを内頸動脈まで上げて行う方法がある。直接頸部からsuctionを行う方法をわれわれが採用している理由は，1）6 cmの短めのエラスターを挿入するので，suctionに際してのdead spaceがほとんどないため，吸引力が強く動脈瘤のdecompressionを一気に達成することができる，2）何らかの理由でsuctionが持続的にできなくなったときでも，短いエラスターを使っているためすぐに原因を確認できる，の2点が大きい。Endovascular techniqueで行う場合は，患者の頸部を切開する必要がなく低侵襲であるが，途中で持続的suctionができなくなったときに，その原因がすぐ同定できないことがある。よくある原因は，1）カテーテルの先端が内頸動脈の壁にあたってsuctionができない，2）カテーテルの先端が総頸動脈の位置まで降りてきていてsuction時に外頸動脈からのback flowを吸引するため，動脈瘤が十分decompressionされない，の2つである。

図6 左大型paraclinoid動脈瘤：手術体位とセッティング

a：左内頸動脈撮影：大型の動脈瘤である。
b：体位：3点固定を使い，右に40°頭部を回転する。左前頭側頭開頭の皮切と，患者頸部での血管確保のための皮切を示す。
c：血管確保：患者の頸部にて総頸動脈，内頸動脈，外頸動脈を確保する。

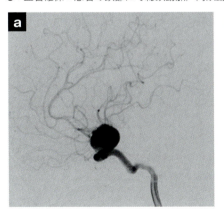
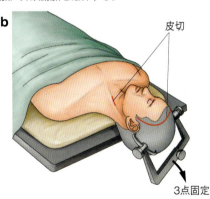
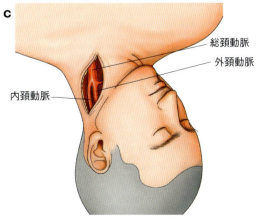

図7 左側の手術の場合のチームメンバーの配置

手術の術者と助手，手洗いナース，suction担当医と助手および麻酔科医の位置を示す。Suctionとマイクロ手術の状況を同時に把握するため，2つの画像を並んでみることができるように天吊りモニターを設置する。手術室内のスタッフが情報を共有することが大切である。

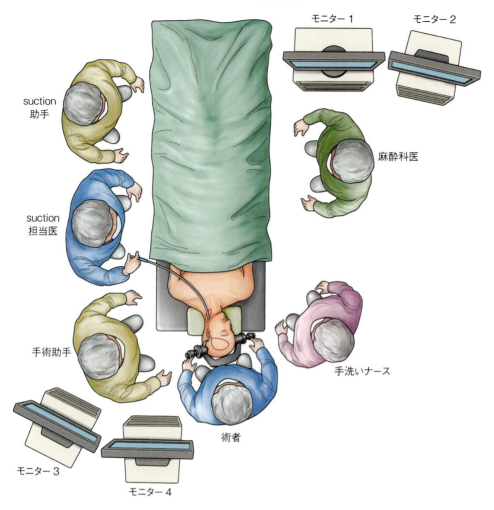

2 開頭・視神経管上壁および前床突起切除

通常の左前頭側頭開頭を行い，シルビウス裂を大きく開ける。左視神経が動脈瘤によって伸展され手前に持ち上げられている 図8a 。後交通動脈を動脈瘤の遠位で同定する。

視神経管上壁，前床突起を被う硬膜を切開し，骨を露出する。超音波骨メス（骨SONOPET）を用いてまず視神経管上壁を 図8b ，次いで前床突起を削除し 図8c ，最後にoptic strutを削除する。骨メスの使い方についてはEssential Techniqueを参照。

Essential Techniques

どのように超音波骨メスを使って視神経管上壁，前床突起，optic strutを削るか

超音波骨メスは回転しないため，周りのものを巻き込む心配がなく，高速ドリルに比べて安全に骨削除が可能である。ただし，超音波骨メスでも熱は発生するし，振動も伝わることを十分認識しておく必要がある。すでに動脈瘤によって伸展されている視神経であるから，熱や振動の影響は最小限に抑える必要がある。そのため，必ず"short burst"を繰り返す方法で骨削除を行う。われわれは1秒以上続けて作動させることをせず，ごく短時間のburstを何十回も繰り返しながら削っていく。これが視神経への影響を最小限にとどめる最も大切な点である。

3 硬膜切開と動脈瘤の露出

視神経の外側に沿って，falciform foldから硬膜を十分に切り上げる 図8d 。視神経の下にある眼動脈を同定し，動脈瘤のproximal neckを確認する 図8e 。

図8 視神経管上壁と前床突起骨削除と硬膜切開
a：左視神経は動脈瘤によって持ち上げられ，上方に伸展している。
b：綿片を敷いた後，骨SONOPETで視神経管上壁から骨削除を開始する。
c：前床突起を外す。
d：硬膜を視神経の外側に沿って切り上げる。
e：動脈瘤のproximal neckと眼動脈が同定される。

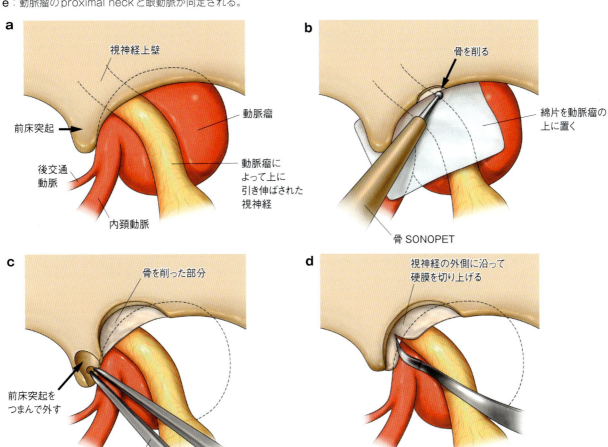
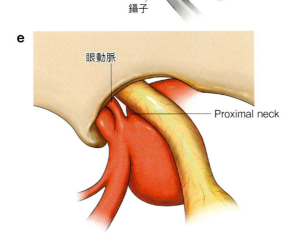

4 Suction decompression開始

　6cm長のエラスターを総頚動脈から内頚動脈の方向に挿入する 図9 。総頚動脈，外頚動脈を遮断できたら，脳内では後交通動脈のすぐ近位部にtemporary clipをかける 図10a 。Suctionを開始すると動脈瘤の圧が急速に減弱し，視神経も動脈瘤とともに下方に落ちていく 図10b 。Suction自体に関する重要点はAdvanced techniqueとPitfallに記す。

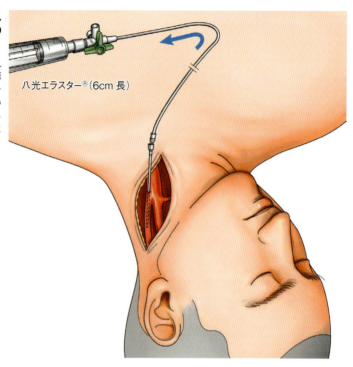

図9 総頚動脈から内頚動脈へのエラスターの挿入と持続的suctionの様子

6cm長で19Gのエラスターを総頚動脈から挿入し，内頚動脈内に進める。Suction開始時には総頚動脈をブルドック鉗子で，外頚動脈を血管テープでとめる。Suctionは20ccのsyringeを用いて持続的に行う。新しいsyringeを次々に用意しておき，持続的吸引がストップすることのないように注意する。

八光エラスター®（6cm長）

図10 Suctionによる動脈瘤の減圧とそれに伴う視神経の減圧

Temporary clipを後交通動脈のすぐproximalにかけ（a）suctionを始めると，一気に動脈瘤が減圧し（b），多くは虚脱する。動脈瘤の周辺からの剥離は容易となり，使用すべきクリップの選択も行いやすくなる。

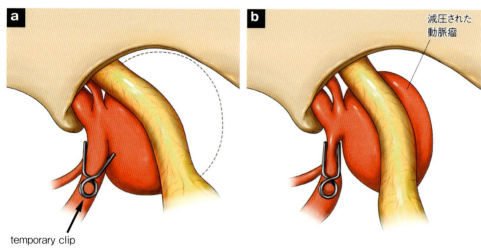

temporary clip

減圧された動脈瘤

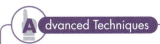

Suction開始時に一気に血液を吸引し，動脈瘤を虚脱状態にもっていくこと

Suctionはゆっくり引くのではなく，最初に一気に引いて動脈瘤を虚脱状態にもっていくことが大切である。このことにより，できるだけ短時間でどのようなクリップを選択したらよいか，の目処をつける。患者頚部から直接suctionを行う方法をわれわれが選択しているのはこのsuction forceがより強いためである。

 Pitfall

Suction decompressionを成功させるために大切なのは，持続的な血液の吸引である。そのためにsuctionの助手は新しいsyringeを用意しておき，suctionの医師に適切に手渡すことが大切である。持続的吸引ができない状態になると，減圧されていた動脈瘤が急に膨れる可能性もあり，十分に注意が必要である。

5 クリッピング

　本例では動脈瘤が上内方向きであり，通常，長いstraight clipを複数個かける 図11a 。動脈瘤が大きいためorificeも大きく，1個のクリップでは動脈瘤内に流入する血流を完全に止められないことが多い。動脈瘤のクリッピング後は，完全クリップが行われたかどうかをICGで確認する。動脈瘤が下内方向きの場合は，fenestrate clipを複数個tandemにかけることが多い 図11b 。クリッピング時にできるだけ視神経，特にその外側に触れないようにすることが術後の視野障害を起こさないために重要である。

図11 動脈瘤クリッピングの状況
本症例では動脈瘤が内上方向きなので，ultralongのクリップを2個平行にかけた(a)。
動脈瘤が内下方向きの場合は，bのように窓あきクリップを複数個，tandemにかけることが多い。

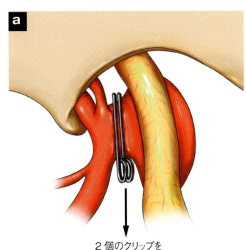
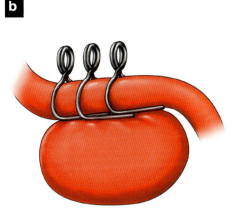

2個のクリップを平行にかけた

> **COFFEE BREAK**
>
> **血液は戻すのですか**
> 　Suction decompressionでどのくらいの血液が引けるかについては，側副血行の程度にもよるため個人差が大きい。いったん体外に出した血液は元に戻さないようにしている。輸血が必要となるほど血液をsuctionしなければならない状況になることはほとんどない。

まとめ

　Paraclinoid動脈瘤のクリッピングに際して，suction decompression法はきわめて有用である。術前のBTOにより，側副血行路の状況を十分に把握し，術中はチームプレーでmicrosurgeryとsuctionの間の十分な情報共有が成功の鍵である。

文献

1) 徳永浩司，菱川朋人ほか：海綿静脈洞部大型・巨大内頚動脈瘤に対する頭蓋外内バイパス術とそのピットフォール．脳卒中の外科 2014; 42: 189-95.
2) Date I: Symptomatic unruptured cerebral aneurysms: features and surgical outcome. Neurol Med Chir 2010; 50: 788-99.
3) Date I, Asari S, Ohmoto T: Cerebral aneurysms causing visual symptoms: their features and surgical outcome. Clin Neurol Neurosurg 1998; 100: 259-67.
4) 伊達　勲，徳永浩司：Suction decompression法を併用した巨大・大型paraclinoid動脈瘤のクリッピング術-そのセッティングとクリッピング時の留意点．脳神経外科 2009; 37: 135-46.

内頚動脈前壁動脈瘤の外科的治療

埼玉医科大学国際医療センター脳卒中外科　**吉川雄一郎，栗田浩樹**

Summary

内頚動脈前壁動脈瘤のなかでも内頚動脈血豆状動脈瘤とよばれる破裂症例は，治療困難な動脈瘤のひとつである。最も根治的な外科的治療法は，病変を含む内頚動脈のtrappingであるが，その場合片側内頚動脈を犠牲にするため，高流量の血流が期待できるRAや伏在静脈グラフトを用いた頭蓋外－内バイパスによる血行再建を併用するのが理想的である。本稿では，外頚動脈－橈骨動脈－中大脳動脈M2部（EC-RA-M2）バイパスを併用した内頚動脈trapping術の戦略，手技，手順について説明する。

Outline

手術適応
- 床上部内頚動脈前壁の非血管分岐部に発生した血豆状の破裂動脈瘤が治療対象となる。

手術戦略
- 術前に頭蓋内の造影検査のみならず，頚部血管ならびに前腕の造影を行う。
- EC-RA-M2 bypass完成後に動脈瘤にアプローチする。
- 病変のtrappingの際には，順行性の内頚動脈血流を眼動脈へ，逆行性のバイパス血流を後交通動脈へ流出させ，前脈絡叢動脈の血流を確実に温存することを目標とする。

手技のステップ
1. 体位，セッティング
2. 頚部血管の確保
3. 橈骨動脈グラフトの剥離と採取
4. 開頭～橈骨動脈グラフトルートの作成
5. シルビウス裂の開放～グラフトの誘導～頭蓋内吻合（RA-M2吻合）
6. 頚部吻合（EC-RA吻合）
7. 頚部内頚動脈の一時遮断～バイパス血流開放
8. 病変のtrapping
9. 閉創
10. 術後管理

はじめに

　内頚動脈前壁から発生するいわゆる血豆状動脈瘤は，壁が脆弱で頚部の不明瞭な小型の動脈瘤であり，破裂後急性期に致死的な再出血をきたしやすい。そのため，できる限り急性期に治療を行い，再出血を予防する必要がある。瘤の性状や形状から通常のクリッピングやコイル塞栓は難しく，治療を行ったとしても内頚動脈（internal carotid artery；ICA）の狭窄や裂傷，瘤の再増大や再出血などをきたしやすいため，治療困難な動脈瘤のひとつとされている。これまでに直達手術による治療法としては，wrap-clipping法といった順行性血流の温存を図る方法も試みられてきたが，本動脈瘤が解離の性格を有していることからも，母血管の温存は少なからず再発につながるおそれある。したがって，致死的再出血，再発を完全に予防するための現時点での最も確実な治療方法は，高流量バイパスを併用した内頚動脈のtrappingと考えている[1]。

診断

　内頚動脈前壁動脈瘤は初回のCT angiography（CTA）や脳血管撮影で描出されないことがしばしばある。しかし，短期間でサイズが増大し見つかることも多いため，その場合はくも膜下出血（subarachnoid hemorrhage；SAH）に対する急性期管理を行いながら造影検査を反復する必要がある。短期間における瘤の形状変化は，この動脈瘤の成因に解離が関係していることを示唆する。血管撮影において前壁の非血管分岐部に瘤を認めた場合，同側の頚部血管撮影ならびに両側の上腕動脈撮影も同時に行う。病変と眼動脈（ophthalmic artery；OphA），後交通動脈（posterior communicating artery；Pcom），前脈絡叢動脈（anterior choroidal artery；AChoA）との位置関係を評価する。また，CTA（もしくはcone beam CT）や単純CTで病変と前床突起との位置関係や，前床突起の発達や含気の程度なども評価する。頚動脈の分岐部の高さ，プラークや狭窄の有無，外頚動脈（external carotid artery；ECA）の分枝の位置を確認する。橈骨動脈（radial artery；RA）はその径を計測する必要がある。3.5mm程度の径がないと高流量が期待できないため，3mm以下の場合は伏在静脈グラフトを用いる。

治療戦略

　本方法における戦略を理解するうえで重要なこととして，①虚血耐性が低下しているくも膜下出血急性期の脳に対して中大脳動脈（middle cerebral artery；MCA）の中枢であるM2部を遮断しバイパスを行うこと，②破裂内頚動脈血豆動脈瘤は術中再出血の危険が比較的高く，再出血をきたした場合は致命的になりうること，③瘤の近傍からAChoA，Pcomといったfunctional perforatorが出ていること，があげられる。したがって，①に対しては，全体の手術時間をできるだけ短縮すること，ならびに吻合時のM2遮断時間を意識しながら行い確実なバイパス開存を得ることが重要である。②に対しては，頭蓋内操作の前に頚部内頚動脈が確保できていること，バイパス完成後に内頚動脈血流からバイパス血流へと頭蓋内灌流を変換するまで病変部に操作を加えないこと，のいずれもが重要である。③に関しては，AChoAの血流が温存できるようにクリップの挿入角度，クリップの形状に工夫が必要となるが，これには病変の位置や広がりも大きく影響する。以下に手術の流れを概説する。

　手術は3チームに分かれて，頚部血管確保，開頭，RA採取を同時に開始する。これにより開頭と頚部血管確保がほぼ同時に終了し，硬膜が開く頃にはRAグラフトの採取も終了するため，開頭からシルビウス裂開放までの流れにおいて，頭部以外の操作によるタイムロスをほとんど生じない。吻合に適切なM2を確保しRA-M2吻合を行った後に，頚部

操作に移りEC-RA吻合を行う。その後，ICAを一時遮断した状態でグラフトを開放しバイパスの開存をインドシアニングリーン（ICG）造影で確認する。ICAの一時遮断を続け病変側の頭蓋内灌流をバイパス灌流に保った状態で，病変部操作に移る。こうすることにより，瘤への動脈圧が著しく低下するため，術中再出血のリスクが大幅に減少し，安全に瘤周囲の操作が可能となる。瘤周囲を十分に剥離することは，前脈絡叢動脈の血流温存を意識した最適なtrappingを行ううえできわめて重要である。

手術手技

1 体位，セッティング

体位はsupine positionとし15°程度の頭部挙上を行うとともに健側へ30°程度rotationし，さらにvertex downすることで頸部を十分伸展させる 図1 。RAは利き手と反対側の前腕から採取する。右利きの患者で患側が左の場合は，頸部，前腕の操作を同時に同側で行うことになりやや作業空間が狭くなるが，麻酔器を尾側に下げてもらうようにすればいずれの側であっても問題ない。前腕は，手首が十分に背屈するように手掌に包帯を巻くなどして手台に固定する。

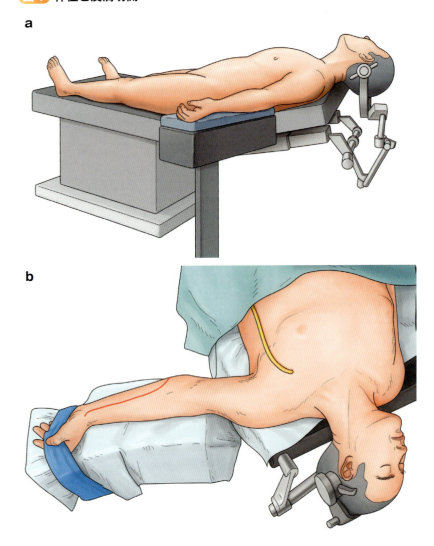

図1 体位と皮膚切開

a

b

2 頚部血管の確保

胸鎖乳突筋前縁に沿って下顎角の1横指下で屈曲し，乳様突起直下に至る皮膚切開を行う。分岐が高位の場合は，必要に応じて乳様突起後方に回り込むように皮膚切開を延長する。頚動脈の露出は頚動脈内膜剥離術（carotid endarterectomy；CEA）と同様であるが，吻合する外頚動脈を十分な長さまで露出する。また，舌下神経と顎二腹筋の間をグラフトが通るため，これらの確認を確実に行う。ICAは起始部を十分剥離し，proximal controlができるようにする。

3 橈骨動脈グラフトの剥離と採取

橈骨遠位端でRAの拍動を確認し，この直上を通り上腕骨内側上顆へ至る皮膚切開をデザインする。皮膚切開の両端は皮膚割線に平行になるように緩やかなカーブを描く。剥離は20cmの長さを目標に行う。分枝はその大きさによってナイロン糸などで結紮するか十分に凝固して切断する 図2 。剥離が終わってもすぐに採取はせず，塩酸パパベリン付きのシートなどで保護して吻合直前まで血流を保ったままにしておく。採取前に，トンネル内での捻じれを回避するために，グラフトの全長に皮膚ペンなどを用いてマーキングしておく。また，グラフトは元来の血流の方向と同じ方向へ血流が流れるように用いるのが自然であるため，心臓側，末梢側がわかるようにいずれかの断端にマーキングを行う。採取したグラフトはすぐに内部をヘパリン生食で洗浄するとともに，内部を緊満させて分枝からの漏れがないかを確認し，漏れがある部位は縫合もしくは凝固し確実に閉鎖する。グラフトは緊満させたままアルブミン入りヘパリン生食に浸して吻合直前まで保護しておく 図3 。

> **Advanced Techniques**
>
> グラフト採取前に，トロッカー内部に0絹糸を通し外頚動脈吻合ポイントからrecipientとなるM2までの長さで糸を切断し，この糸をRAに直接重ねてRAの長さが十分かどうかを確認する。

図2 橈骨動脈の剥離
a：血管テープで橈骨動脈を持ち上げ，bipolar cuttingを用いて細い分枝を凝固切断しながら剥離する。太い分枝は結紮切断する。
b：グラフトの捻れを視認しやすいように，橈骨動脈表面にマーキングを行う。

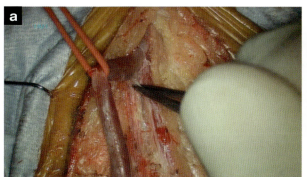

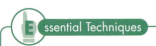 ssential Techniques

RAは採取後に血管平滑筋収縮によるspasmをきたすことが知られている[2]。吻合直前までグラフトを緊満させておくこと(distension technique)はグラフトの術後spasm予防において重要である 図3 。

4 開頭〜橈骨動脈グラフトルートの作成

　耳珠前方から正中に至る皮膚切開をデザインする。浅側頭動脈は損傷しないように皮弁内に含める。側頭骨は通常より尾側へ広く切除し，グラフトが骨縁に当たるのを防ぐ。吻合時，側頭骨硬膜のからの出血が誘発され術野の妨げになることがしばしばあるため，この周辺の止血は入念に行う。

　頭蓋側は頬骨弓の体部側で指を側頭筋の下に滑り込ませ尾側へと進める 図4 。頚部側は顎二腹筋と舌下神経の間から指を挿入し，下顎骨の裏側が触れることを確認しながら周囲組織を鈍的に剥離し上方へと指を進める。後方で茎状突起を触れるが，発達している場合は後方へ骨折させておきグラフトルートの妨げにならないようにする。両手の指を同時に上下から挿入し，指同士が触れることを確認する。頭蓋側からKelly鉗子を挿入し，

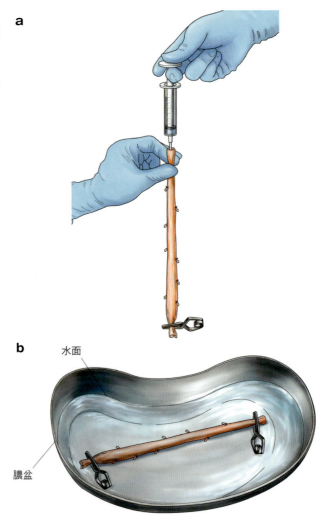

図3　橈骨動脈グラフトの採取と保存
a：橈骨動脈グラフトを採取したら，すぐに内部をヘパリン生食で洗浄する。十分に洗浄した後に橈骨動脈グラフトの末梢側をtemporary clipで閉鎖し，内部をヘパリン生食で満たして緊満させ，処理した分枝断端から漏れがあった場合は凝固もしくは結紮する。
b：吻合直前まで，グラフトを緊満させた状態を保ったまま(distension technique)，アルブミン入りヘパリン生食に浸して保存しておく。

図4 下顎骨〜頬骨下のグラフトルートの作成

a：左手の指を顎二腹筋後腹と舌下神経の間から上方へ挿入し，右手の指は頬骨弓の下から下方へ挿入し，互いの指同士が触れることを確認する。
b：右手をKelly鉗子に持ち替えて，左手の指先に当てながら頚部側へ誘導する。
c：頚部側に出てきたKelly鉗子でトロッカーカテーテルを把持し，頭蓋側へ誘導する。
d：両手でトロッカーカテーテルを持ち，上下左右に動かしルートを十分に広げる。

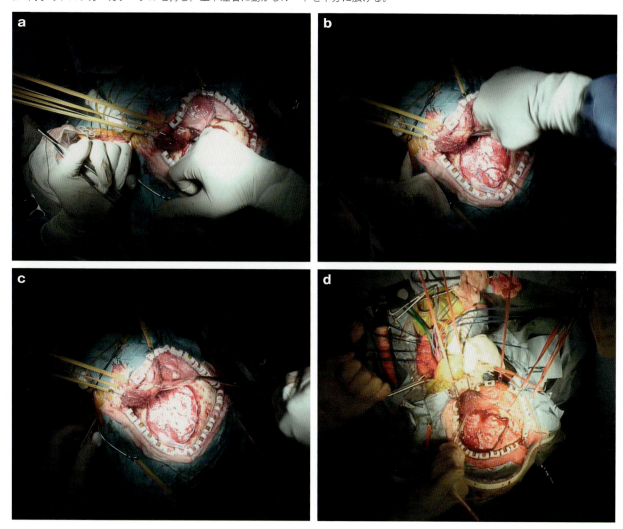

頚部側の指先にあてながら頚部側へ誘導する。頚部側に出てきたKelly鉗子で24Frトロッカーカテーテルを頭蓋側へ向かって誘導し，チューブを貫通させることでグラフトルートが完成する。

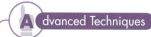 **dvanced Techniques**

頬骨弓，下顎骨の下を通したトロッカーカテーテルは両手で把持し，何度も往復させたり上下左右に動かしたりするなどしてグラフトルートを十分に広げておく。

5 シルビウス裂の開放〜グラフトの誘導〜頭蓋内吻合（RA-M2吻合）

シルビウス裂は通常のtrans-sylvian approachにより末梢から開放するが，術中再出血

を避けるために，バイパスの完成していないこの時点ではM1より中枢への剥離は行わないことが重要である．シルビウス裂は十分に開放し，吻合スペースを広くとることが大切である．また，M2は全周性に剥離を行うことで可動性が増し，ラバーシート，Gelfoam®などを敷きこむことで浅い位置に浮上させることが可能となる．吻合操作中の器具や針の接触から脳，血管を保護するため，周囲にはGelfoam®を敷き詰める．吻合準備が整ったところで，採取しておいたRAグラフトをトロッカーカテーテル内に誘導する．誘導後もトロッカーカテーテル内のグラフトは緊満させた状態に保ったまま吻合に移る．吻合は8-0もしくは9-0ナイロン糸を用いて結節縫合する 図5 ．針のサイズや血管壁の厚さから，深部吻合用の持針器を用いると針の刺入がしやすい．吻合後は，MCAの遮断解除前に吻合部近傍のRAグラフトにクリップをかけ，できるだけグラフト側に死腔を作らないようにし，血栓形成を予防する．

Advanced Techniques

トロッカーカテーテル内でのグラフトの乾燥を防ぐために，Gelfoam®などを用いてカテーテルの入り口に堰を作り，トロッカーチューブ内を常にアルブミン入りヘパリン生食で満たしておくとよい．

6 頚部吻合（EC-RA吻合）

グラフトが捻じれないようにトロッカーカテーテルを頚部側へゆっくり引き抜き，再度グラフトの内腔を緊満させ，グラフトの長さを調節してからEC-RA吻合操作に移る 図6 ．

図5 RA-M2吻合
a：9-0ナイロン糸などを用いて結節縫合を行う．M2の遮断は動脈瘤用のミニクリップを用いる．ヘッドが操作の妨げにならないように，彎曲型クリップを使用している．
b：深部吻合用持針器を用いて，動脈壁に対して垂直に全層を貫くように針を刺入させる．
c：吻合部近傍のグラフト側にクリップをかけ，MCAの遮断を開放し，ドップラー血流計でM2の流速を確認する．

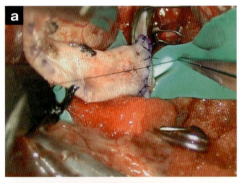
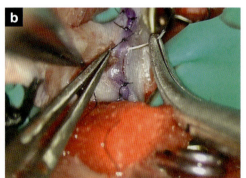
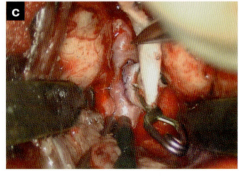

図6 EC-RA吻合

a：舌下神経（＊）を上方へ牽引し，外頸動脈を十分な長さ露出し，吻合部が確保きるようにする
b：外頸動脈，舌動脈を遮断し，6-0ナイロン糸を用いて結節縫合または連続縫合を行う。クリップヘッドをできるだけ寝かせて挿入し，吻合の妨げにならないようにする。
c：吻合終了後，外頸動脈側のグラフトの遮断を解除し，RA-M2吻合部の手前までグラフトを血流を開放する。この後，内頸動脈を一時遮断してからグラフト血流を完全に開通させる。

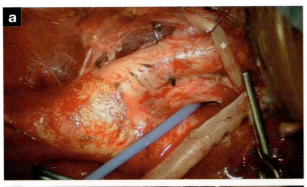
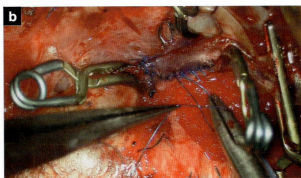
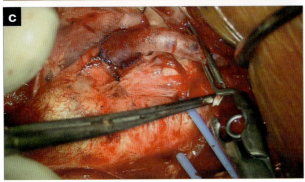

　RAの吻合断端は，吻合可能な外頸動脈露出部分の長さに合わせて，できるだけ広い径になるように形成することが望ましい。外頸動脈を遮断し，No.11メスで切開した後に4mmの血管パンチを2回用いてarteriotomyを広げ，さらに剪刀で断端をトリミングし楕円形に形成する。EC-RA吻合は6-0プロリンを用いて結節縫合または連続縫合で行う。

dvanced Techniques

EC-RA吻合の際，最終的なグラフト長を決定することになる。RAグラフトは血流が入り緊満し拡張すると長さが増すため，なるべくぎりぎりの長さで吻合するようにする。EC-RA吻合前に，グラフトを緊満させた状態で下顎トンネルの両側でグラフトをつまんで，左右に引っ張りながら適切な長さに最終調節する。

7 頸部内頸動脈の一時遮断〜バイパス血流開放

　頸部側の橈骨動脈グラフトのクリップを解除した後，頸部でICAを一時遮断する。顕微鏡を再び頭蓋内に移し，ICG造影を行いながらRA-M2吻合部近傍のグラフトの遮断クリップをはずし，グラフト内を良好なバイパス血流が流れていることを確認する 図7 。

8 病変のtrapping

　バイパス開放後，ICAを一時遮断したままM1より近位側へシルビウス裂の開放を行い，病変を露出する。できるだけtrappingの範囲が最小で済むように，病変周辺の血腫や血

餅は十分に取り除くことが重要である 図8 。この時点で病変への血流は，順行性の内頸動脈血流からバイパスならびに前交通動脈を介した対側からのcross flowに転換されているため，瘤周囲の操作は比較的安全に行うことができる。さらに，AChoAとPcomの起始部を確認する。病変の位置や広がりによって前床突起削除が必要な場合は，この時点で行う。

　病変を十分に露出したところでtrappingに移る。このステップではAChoAの血流温存と病変への完全な血流遮断が重要である。trappingは，OphAの末梢側とPcomの近位側とにクリップをかけ病変をこの間でトラップし，OphAへ順行性の内頸動脈血流を流すよ

図7 グラフトの開放とバイパス血流の確認
a：頸部で内頸動脈を一時遮断してからグラフトの遮断を完全に開放し，バイパス血流を開通させる。
b：ICG造影でバイパスの血流を確認する。その後内頸動脈の一時遮断を保ったまま，動脈瘤へアプローチする。

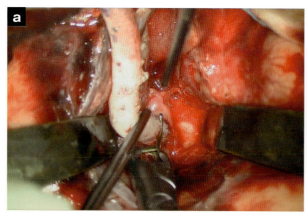
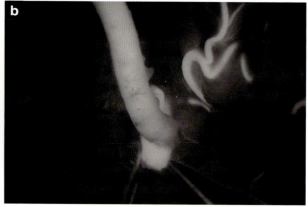

図8 動脈瘤のtrapping①
a：瘤の直下から前脈絡叢動脈（➡）が出ていることを確認する。動脈瘤周囲の血餅を除去し，正常母血管との境界を見極める。
b：内頸動脈にできるだけ平行に，かつ病変をすくい上げるように弱彎のクリップを挿入し，後交通動脈（Pcom）の起始部を温存する。
c：Pcomの起始部（▶）が温存されていることを確認する。
d：動脈瘤の近位側で正常血管壁を確認し，trappingを行う。

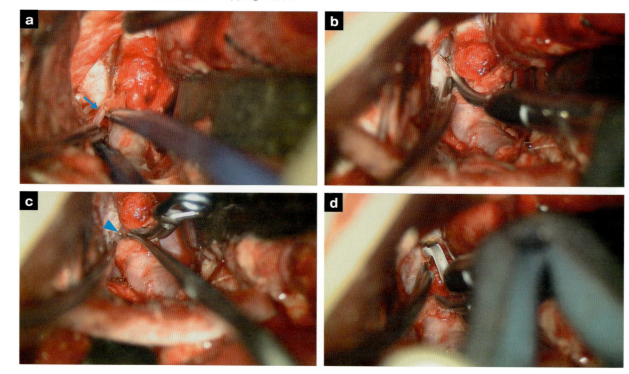

うにするのが理想的である。Pcomへはバイパスあるいは対側のcross flowからの逆行性血流を流出させてやることでAChoAの盲端化を防ぎ，AChoAの血流を確実に温存することが可能である。Pcomへ逆行性血流を流出させるには，遠位側のクリップの挿入に工夫を要する。遠位側のクリップは，弱彎のクリップなどを用いてICAにできるだけ平行になるように挿入し，病変をすくい上げるようにしてやることで，ICAのからの穿通枝の起始部を温存できる場合も多い 図9 。しかし，こうした理想的なtrappingができるか否かは，病変の位置や広がり，病変とPcom，AChoAとの位置関係，Pcomの発達の程度などにも大きく依存する 図10 。

9 閉創

RAグラフトの硬膜貫通部では髄液漏をきたしやすいが，硬膜同士を緊密に縫合するとグラフトの狭窄につながりかねないため，側頭筋の骨膜側を一部有茎で剥離してグラフト周囲を囲むようにして硬膜に縫合したり，筋膜を補てんして硬膜と縫合したりするなどして水密に縫合する。グラフトの狭窄は皮膚筋弁を戻した際や筋層縫合の際などにも起こりうるので，手術が終了するまでドップラーエコーを使用できるようにして，適宜グラフト血流の流速を測定しながら閉創を行う。3.5mm程度の直径のRAグラフトであれば，100〜150cm/s程度の流速が得られるのが正常であり，それ以下の場合はルートのどこかで狭窄機転が存在している可能性がある。また，グラフトの乾燥はグラフトの拍動時の収縮拡張能の低下を招くため，閉創中は常に塩酸パパベリンを染み込ませたGelfoam®などでグラフトを保護しておくことが重要である。高重症度のSAHでは減圧開頭を行う場合もあるが，頭蓋形成時にグラフト周囲の剥離操作を行わずに済むようにしておくことが望ましいため，RAグラフトの硬膜貫通部周辺は筋膜などを用いて水密性を保つように閉鎖し，グラフトから離れた部分の硬膜は人工硬膜を用いるなどして疎に閉鎖する。ゼルフィルム®やゴアテックス®などを硬膜と皮膚筋弁の間に1枚敷いて癒着を防止しておくとよい。

10 術後管理

術後は，くも膜下出血後のspasm予防管理を行う。ハイフローバイパスとはいえ，正常の内頚動脈血流を代償するまでの灌流圧は得られないため[3)]，くも膜下出血後の発性脳血管攣縮，発性脳虚血のリスクは上昇するという認識のもと，特に血圧管理，出納管理を厳密に行うことを心がけ灌流圧の低下を防ぐ。

オザグレルナトリウムやカルシウムチャネルブロッカーの持続静注は脳血管攣縮予防のみならず，グラフトのspasmや血栓形成予防の観点からも有効であると考えられる。

図9 動脈瘤のtrapping②
a：Trapping後。
b：術中ICG造影を用いてグラフト（＊）ならびに前脈絡叢動脈（▶）の良好な血流を確認する。

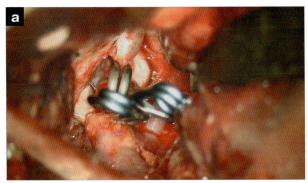
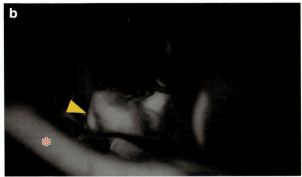

図10 瘤のtrappingにおけるバリエーションの例

a：理想的には，病変の遠位側のクリップは弱彎などを用いて内頸動脈に平行に病変をすくい上げるように挿入し，逆行性血流がPcomへ流出するようにすることで，前脈絡叢動脈（AChoA）の血流を確実に温存する。病変の近位側のクリップは眼動脈の遠位側に挿入し，眼動脈への順行性の血流を温存する。
b：病変がAChoAの遠位に存在するような場合，遠位側のクリップをPcomより遠位にかけざるをえない場合もある。その場合はAChoAが終末動脈となるため，血栓化によるAChoA領域の虚血のリスクを伴う。
c：母血管の長軸方向に解離が続いている場合も，bと同様にAChoAを終末動脈とせざるをえない場合やPcom起始部をtrappingに含めざるをえない場合がある。また，全周性に解離をきたしている場合は，AChoA起始部ごとtrappingせざるをえない場合もある。
d：病変がPcomより心臓側にあり眼動脈起始部まで進展しているような場合は，proximal側の遮断は頸部で行わざるをえない場合もある。

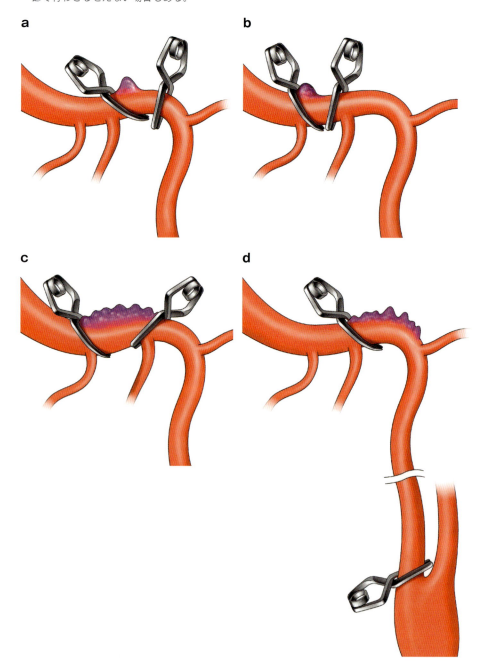

その他の治療法（Wrap-clipping法）

　内頸動脈前壁動脈瘤は血豆状内頸動脈瘤とよばれる通り，小型で壁の薄いblebを有しており明確な頸部がないことも多いため，通常のクリッピングを行った場合slip outし再出血，再増大をきたす危険が高いことが知られている。そこで，以前より母血管に綿やシリコン製のシートを巻き付けクリップのすべり止めとし 図11 ，その上からクリップ

図11 Wrap-clipping法

a：瘤に綿やシリコン製のシートを巻き付け，これで母血管を締め上げるようにしながらクリップする。
b：断面図。➡：clip blade

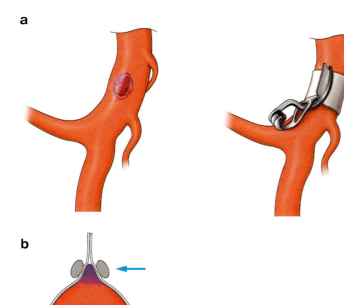

を行うwrap-clipping法が用いられてきた[4]。しかし，本方法は技術的に習熟を要するため術者の技量に大きく依存する。また，母血管を温存することから術後の再出血，再増大の危険が依然として残る。術後の虚血防止の観点からは母血管を温存することは望ましいことではあるが，本疾患の成因に母血管の解離が関与している可能性を考えると，致死的な再出血を確実に予防することが最も重要である。したがって，バイパス併用trappingが再発，再出血を完全に予防できるスタンダードな治療として確立しつつある現在，wrap-clipping法は本疾患に対する第一選択とは言い難い。

最後に

　破裂内頚動脈前壁動脈瘤に対するEC-RA-M2 bypass併用内頚動脈trapping術について説明した。EC-RA-M2 bypassは手技的にはすでに確立されており，手順を正確，確実に踏めば安全に施行することができる。本疾患は早期に致死的再出血をきたしうる緊急疾患であり，再出血を未然に防ぐためには可能な限り早期に治療を行う必要がある。そのためには，本治療法を緊急で行うことができる体制を構築することもまた重要である。

文献

1) Kikkawa Y, Ikeda T, et al: Results of Early High-Flow Bypass and Trapping for Ruptured Blood Blister-Like Aneurysms of the Internal Carotid Artery. World Neurosurg 2017; 105: 470-7.
2) Takagi T, Okamoto Y, et al: Intraradial administration of fasudil inhibits augmented Rho kinase activity to effectively dilate the spastic radial artery during coronary artery bypass grafting surgery. J Thorac Cardiovasc Surg 2011; 142(2): e59-65.
3) 藤村 幹，清水 宏明ほか：内頚動脈前壁動脈瘤破裂に対する高灌流EC-IC bypass/動脈瘤トラッピング術後急性期の脳循環動態とMR所見の検討．脳卒中の外科 2013; 41: 201-6.
4) Kubo Y, Ogasawara K, et al: Wrap-clipping with polytetrafluoroethylene for ruptured blisterlike aneurysms of the internal carotid artery. Technical note. J Neurosurg 2006 Nov; 105(5): 785-7.

大型・巨大高位脳底動脈瘤の外科的治療

京都大学大学院医学研究科脳神経外科　菊池隆幸, 宮本　享

Summary

　大型・巨大動脈瘤は，その高い破裂率と症候を有する率が高いにも関わらず，脳動脈瘤に対する一般的な治療法であるネッククリッピングや瘤内コイル塞栓術での治療は一定頻度の合併症が生じる。傍鞍部までの内頚動脈に発生した動脈瘤については血流変更ステントが使用できるようになり，その治療は一変したが，依然として高位脳底動脈の大型・巨大動脈瘤については決め手となるような治療法は存在しない。穿通枝の関与を免れないことから親血管閉塞も不可能であり，瘤頚部の血流が残存するような治療法を選択せざるをえない。こうした状況の中で外科的治療の役割は非常に制限される。以前にはHunterian ligationという，BA complexの近位にクリップをかけて近位部遮断とする方法が報告されたが，効果は限定的である。

　外科的血流変更治療は，構成血管のBA complexからの隔離や親動脈の近位遮断を行うことで，「動脈瘤の血流を温存しつつ，動脈瘤を盲端化やside wall化することにより破裂・増大の抑制および退縮を促す治療」と定義できる。この治療法は大型・巨大脳底動脈瘤に対する治療の中で一定の役割が期待されるが，その適応は狭いと言わざるをえない。その理由は，高位脳底動脈の構成(Basilar complex)と動脈瘤への関与が症例ごとに異なるため，画一的な戦略では治療効果が出せないこと，治療完了後の血流状態の完全な予測が困難なことがあげられる。この予測困難性により予期せぬ瘤内血栓化や穿通枝などの梗塞に足元をすくわれることもあるし，思ったような動脈瘤血栓化が得られないという状況も起こりうる。

　本項では，なるべく系統立てて外科的血流変更の治療戦略について概説することにより，そのコンセプトと治療の適応について理解を深めることを目的とする。また，今後考えられる展望についても簡単に述べる。

Pitfall
Basilar complexの構成血管

Basilar complexは後大脳動脈(posterior cerebral artery；PCA) 2本，上小脳動脈(superior cerebellar artery；SCA) 2本，脳底動脈(basilar artery；BA)本幹部からなる。本稿ではBA以外の構成血管を遠位構成血管と呼称する。そのほか，交通動脈として後交通動脈(posterior communicating artery；Pcom)，主な穿通枝としてP1から分枝する視床穿通動脈(thalamoperforating artery)，Pcomから分枝する視床灰白隆起動脈(thalamotuberal artery)などが関係する。この中で，PcomやP1の発達度は非常にバリエーションに富み，穿通枝も左右の分布が異なることがある。動脈瘤はBA bifurcation, BA-SCA, P1に発生するが，このうちBA-SCA以外では穿通枝の関与は必発である。

Outline

●プランニング

　外科的血流変更は，親動脈すなわちBAの近位遮断とBA以外の遠位構成血管のいくつかをBA complexから隔離することにより動脈瘤への血流負荷低減を図るものである。遠位構成血管隔離の程度で2つに分類できる。

① BA近位部遮断のうえ，遠位構成血管の1本をのぞきすべてをBA complexから隔離し，動脈瘤を「盲端」に変換するもの。

② BA近位部遮断のうえ，遠位構成血管の1本をinflow，1本をoutflowとして残し，動脈瘤を「低灌流のside wall病変」に変換するもの。この場合outflowにもバイパスを置き（ただし近位部の遮断は行わず，BA complexからの隔離は行わない），最大限の通過血流の減少を図ることが多い。

　どちらの場合も，瘤周辺の血流は，Pcomもしくはバイパスからinflowとなった遠位構成血管から供給されることになる。どちらを選択するか，遠位構成血管のうち，どの血管をinflowとしてどの血管をoutflowとするかは，BA complex構成のバリエーションにより選択することになる。穿通枝の存在から，BA aneurysmに対して盲端化はほとんどの症例で困難と考えられる。

　また，「低灌流side wall病変」化の戦略を取るとしても，穿通枝起始の位置やPcomの発達度合いによっては，隔離する血管を1本減らすなど，状況に応じた変更が求められる。

●手技

　PCAやSCAへの血行再建を要することから，当院では側頭下アプローチを主体として行っている。側頭下アプローチを行う場合には，錐体骨削除を組み合わせることでワーキングスペースを稼ぐことができるので併用することが多い。また，通常は両側の血管に対してのアプローチが必要となるため，multi-sessionで段階的に治療を進めていくことになる。このため段階的治療の順序についても，動脈瘤の状態をよく把握した上で決める必要がある。基本的には遠位構成血管のBA complexからの隔離を行い，それらが完成したあとでBAの近位遮断を行うことになる。

症例提示 図1〜3

　43歳男性。無症状。右BA-SCA動脈瘤が増大傾向にあるため治療目的に紹介となった。右SCAも瘤様拡張をきたしている。Pcomは両側ともよく発達しており，前方循環よりPCA領域への血流は十分にみられる。本症例では，外科的介入の前に部分的瘤内塞栓術が行われていた。

　治療デザインとしては，両側SCAのBA complexからの隔離とBA遮断により，動脈瘤への血流を両側Pcom経由とし，PCAは基本的に同側のPcom経由で灌流されることを想定した。Lt. STA-SCA bypass/SCA clippingの後に約1カ月を置き，二期目の手術としてRt. STA-SCA bypass/SCA clipping, BA clippingを予定したが，初回術中所見から右側頭下アプローチでは右SCAの拡張部分がBA clippingの妨げになることが想定されたため，右STA-SCA bypass/SCA clippingを術後経過により追加することとし，前頭側頭開頭により右SCAの隔離は行わずにSCAより近位でのBA clippingを行った。

　二期目の治療にあたっては，予めBA balloon test occlusionを行い，BA clippingに対する虚血耐性と術後の灌流様式を確認した。術後著しい左片麻痺が起こったが，動脈瘤の血栓化誘導に伴う大脳脚圧迫が原因の症状と思われ，約半年でfull recoveryとなった。

> **図1** 術前画像
> a, b：3D-DSA（⇨：穿通枝）
> c：左頚動脈圧迫 Allcock test
> d：右頚動脈圧迫 Allcock test
> e：MRI T1（注：外科的治療の前に，部分的に瘤内コイル塞栓術が行われている）

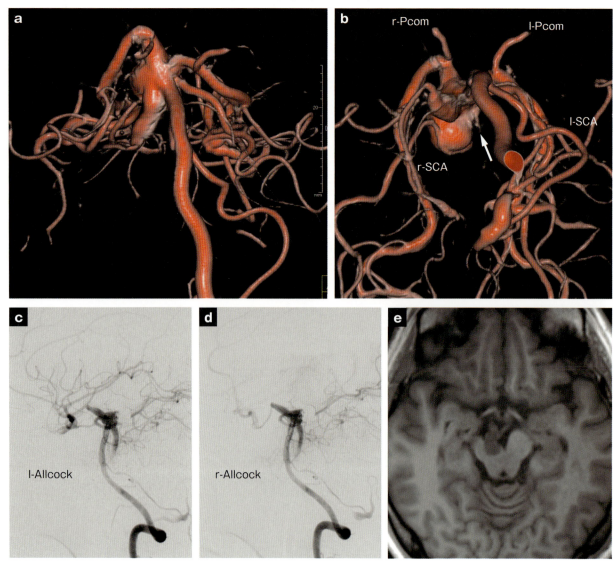

術直後，3カ月のDSAでは，当初の想定どおりの灌流様式となっていることを確認した。本治療によりDSA，MRA，造影MRI上動脈瘤の描出はいったん消失した状態で数年間維持されたが，その後一部血流再開がみられ経過観察を継続している。

治療効果と効果予測

　必ずしも動脈瘤の退縮が常に達成されるとはいえないが，退縮がみられなかった例でも増大が抑制され，その後長期間安定することが多い。本治療が適応となるのは基本的には症候性動脈瘤と考えられるが，増大が制御されれば症状は改善する。瘤内完全血栓化は，治療効果判定に際して一つのsurrogate markerとなりうるが，その評価はconventionalなCTAやMRIでよいのか，それとも特殊な灌流画像での瘤内血流の評価が望ましいのかは不明である。また，完全血栓化が達成されたように見えても瘤増大や出血をきたすケースもみられるため，長期間の経過観察は必須である。

図2

a：最終的に実施された治療のデザイン（⟶，--⟶：想定される血流方向，＝＝：遮断部位）
b，c，d：術後DSA（＊：STA-SCA吻合部位，左内頸動脈造影で描出された右PCAの描出は3カ月後のfollow-up DSAで消失した）

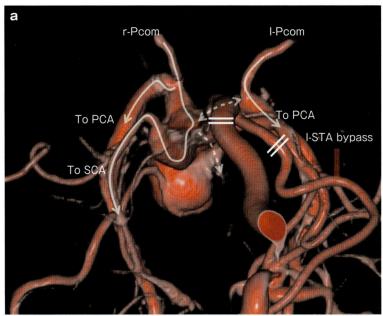
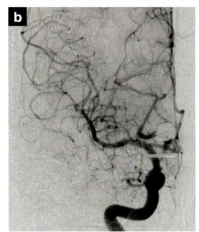
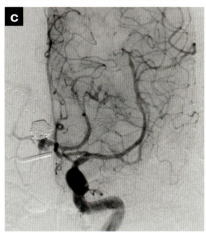
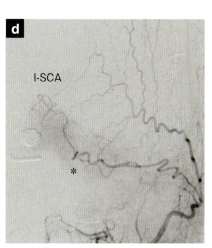

　治療完了後にoutflowに導出される血液量はinflowの量だけでは決まらない。outflowとした血管領域へは，leptomeningeal anastomosisなどからも血流供給が行われ，低形成であったPcomが本手術後に発達し，想定した血流動態を実現できないこともある。こうした状況により動脈瘤周辺の血流が予想以上に停滞すれば穿通枝梗塞をきたし，逆に予想以上に血流が残存すれば動脈瘤退縮効果は望めない。手術デザイン通りの血流動態が達成できるよう，低形成の交通動脈も遮断するなど工夫も行っているが，それでも術前の完全な予測は非常に困難である。さらには，前述の通り検査では瘤内の完全血栓化が得られたようにみえても，動脈瘤の増大や破裂をきたす症例も存在し，高い精度での予後予測は困難である。

周術期合併症

　本治療の初期段階では動脈瘤の遠位血管隔離のみを行い，BA本幹は最後のセッションまで温存される。灌流様式の変化が瘤に負担を及ぼす可能性があるため，血圧管理には留意する必要がある。また，深部吻合が必要となること，側頭葉底面および錐体骨経由の

図3 術後経過

上段：Time-of flight MRA軸位断，下段：T1もしくはGd-T1矢状断
a：治療前
b：治療半年後（＊：クリップのアーチファクト，＋＋：コイルのアーチファクト）
c：治療5年後。コイルおよびBAに置かれたクリップのアーチファクトで評価は難しいが，cではアーチファクトを超えて血流信号がみられるようになっている。

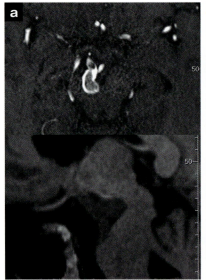
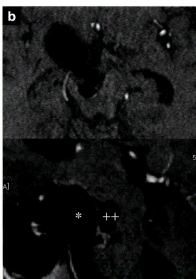
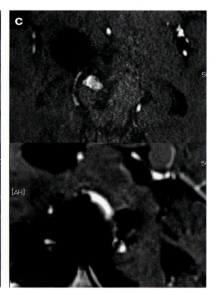

アプローチが多いことからは，視野，聴力，脳神経障害，高次脳機能障害のリスクなどの問題もある。多段階の手術であることから患者の全身管理にも留意する必要がある。しかしながら，治療効果の不確実性が本治療を行ううえでの最も大きな問題点といえる。

今後の動脈瘤治療の展開

以上の議論からも分かる通り，本治療の安易な適応は厳に慎むべきである。今後CFD（computational fluid dynamics）をはじめとした血行動態解析手法が洗練されるに伴い，本治療の効果予測などが可能となる可能性はあるが，現状では困難と言わざるをえない。近位部血管遮断を伴う治療戦略であるため，治療後の再増大などが見られた場合血管内治療での救済は極めて困難である。しかしながら，動脈瘤を有するBA complexからの正常末梢血管の隔離や血流様式の変更は動脈瘤への負荷軽減の効果も見込まれ，また動脈瘤に対する血管内治療の効果を高める可能性もあるため，本治療の概念を血管内治療に組み合わせることが今後の高位脳底動脈の大型・巨大動脈瘤の治療の一つの選択肢となる可能性はある。完全血栓化後の瘤の増大や出血は血栓化動脈瘤の病態についてもまだ理解が十分でないことを示しているとも言え，より深い病態解明が進むことで，その知見に裏打ちされたより確実性の高い外科的血流変更治療や新規の外科治療に繋がることが期待される。

文献

1) Takahashi JC, Murao K, Iihara K, et al: Successful "blind-alley" formation with bypass surgery for a partially thrombosed giant basilar artery tip aneurysm refractory to upper basilar artery obliteration. Case report. J Neurosurg 207; 106(3): 484-7. https://doi.org/10.3171/jns.2007.106.3.484
2) Miyamoto S, Funaki T, Iihara K, et al: Successful obliteration and shrinkage of giant partially thrombosed basilar artery aneurysms through a tailored flow reduction strategy with bypass surgery. J Neurosurg 2011; 114(4): 1028-36. https://doi.org/10.3171/2010.9.JNS10448

大型・巨大椎骨動脈瘤の外科的治療

昭和大学医学部脳神経外科　水谷　徹

Summary

椎骨動脈（vertebral artery；VA）は，通常のVA-PICA 嚢状動脈瘤のみならず，解離性動脈瘤，大型あるいは血栓化動脈瘤と多彩な病理学的タイプの動脈瘤が発生する母地となっている。このなかで大型のものは直達クリッピングが可能なものはほとんどなく，母動脈（椎骨動脈）閉塞が標準術式となる。また，後下小脳動脈（posterior inferior cerebellar artery；PICA）をinvolveするものが多く，後頭動脈（occipital artery；OA）-PICA bypassの手技を習得することが必須となる。血管内治療が発展しつつある時代であるが，母動脈閉塞はクリップ1本でできる外科手術のほうがはるかに容易で，また穿通枝を温存することが可能である。側臥位による手術が多く行われてきたが，実は腹臥位による手術のほうが断然に術野が広く浅い。著者が数百例におよぶ解離性動脈瘤，椎骨動脈瘤経験から発展させてきた単純な腹臥位による方法は一般化しやすく，これによる椎骨動脈閉塞を中心とした手術方法を紹介したい。

Outline

大型椎骨動脈瘤の標準術式として，まず穿通枝を回避する近位椎骨動脈閉塞とOA-PICA bypassを習得することが必要である。動脈瘤とPICAの位置関係によって近位VA閉塞単独，あるいは近位VA閉塞＋OA-PICA bypassを施行することによって，理論上すべてのVA動脈瘤は盲端化による血栓化をめざすことができるからである 図1 。遠位VAを確保し無理なくtrappingが施行可能な例は限られているが，trapping可能であった例も含めて解説したい。

椎骨動脈瘤へのアプローチに対する側臥位と腹臥位による術野の比較 図2

腹臥位による術野を側臥位によるアプローチと比較すると，いずれも通常サイズの高位VA-PICA 動脈瘤であるが，側臥位では術野に低位脳神経（9-11th nerves）が露出し手術操作で触ることになるが 図2a ，腹臥位では術野が広く浅く下から見上げるため 図2b 低位脳神経に手術操作が加わりにくい。また，対側VAの確認も同一視野で可能である。低位脳神経の障害は嚥下困難をきたすので，手術の際はこれを極力触らないというのが鉄則である。高位になるほどVAは延髄の腹側に向かって走行する。

腹臥位の手術の場合，近位VAからPICA起始部は比較的容易に確保できる。また，通常のVA-PICA 嚢状動脈瘤の場合は，domeが奥になりneckから露出させていけるので理にかなっている。

しかし，大型瘤の場合は側臥位，腹臥位とも遠位端のVA確保は困難な場合が多いが，一方で，Outlineに述べたように近位VA閉塞とOA-PICA bypassの組み合わせにより盲端化して治癒を目指すことができるので，よく作戦を考えることが大切である。Trappingを目指した遠位端の確保は，動脈瘤と低位脳神経を回避してVAを確保できる際のみにしているが，無理すべきではない。

図1 PICAが動脈瘤から分枝している大型動脈瘤

PICAが動脈瘤から分枝している大型動脈瘤は，近位VAクリップ＋PICAクリップ＋OA-PICA bypassによって動脈瘤を盲端化することができる．

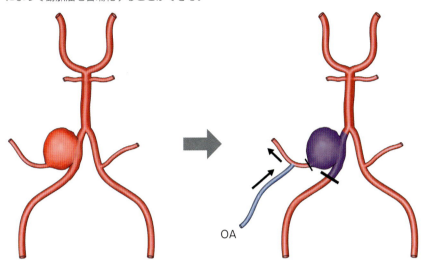

図2 椎骨動脈瘤へのアプローチに対する側臥位と腹臥位による術野の比較

a：側臥位による開頭と術野
b：腹臥位による開頭と術野

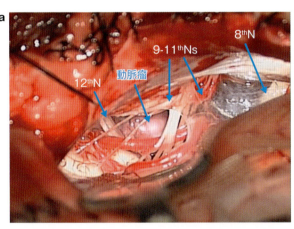
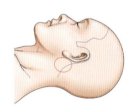
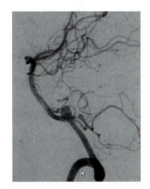
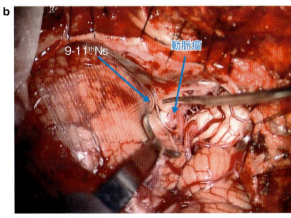
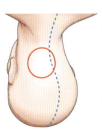
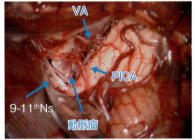
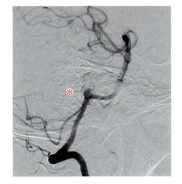

腹臥位による手技のステップ

1. 体位取りと皮切
2. 後頭動脈(occipital artery；OA)の剥離，確保
3. 開頭と硬膜切開
4. 硬膜内操作とマイクロ術野
5. OA-PICA bypassとtrapping
6. proximal clip？or trap？
7. 優位側VA閉塞

手術手技

1 体位取りと皮切 図3

　腹臥位では頭部を前屈し，患側に0～20°程度rotationさせる。腹臥位による体位取りは容易であるが，頚静脈の圧迫をきたさないように，かつ，項部を伸展させることが必須である。頭全体を持ち上げるようにしてからflexionさせるのがポイントである。動脈瘤の遠位側が正中にあるほどrotationを強くする。J字の皮切でOAをマーキングしておく。開頭範囲により適宜正中を越えた皮切としている。

2 後頭動脈(OA)の剥離，確保 図4

　皮切部でOAを確保しdigastric grooveの上頭斜筋と頭最長筋の間まで，約7cmをfreeにして剥離する。OAはマクロの操作ではspasmを生じやすいため，皮切部よりmicroscopeを導入し先端の鋭利なバイポーラーで剥離を行う。OAはsuperior nuchal lineにて，頭板状筋正中側の後縁と頭半棘筋との間から頭板状筋の下に入り外側へ横走した後，縦走して尾側に向かう。胸鎖乳突筋を付着部筋膜よりていねいに剥がし，その下層の頭板状筋をよく同定し，正中側の側縁までしっかり露出した後，頭板状筋を付着部から切断反転するこ

図3 皮切と体位
a：皮切。J字の皮切でOAをマーキングしておく。開頭範囲により，適宜正中を越えた皮切にしている。
b：体位。頚静脈の圧迫をきたさないように，かつ，項部を伸展させる。

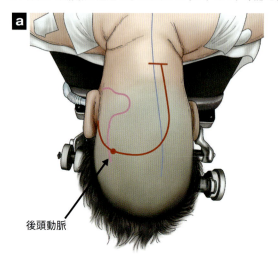
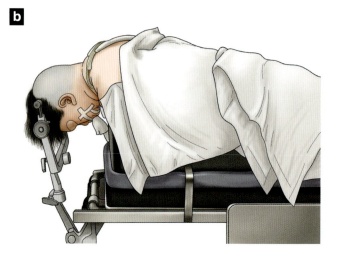

後頭動脈

図4 後頭動脈（OA）の剥離
a：頭板状筋をていねいに露出し，その正中側外縁にもぐりこむOAを同定する。
b：頭板状筋を起始部から切断，反転するOAはこの部分で横走する。
c：上頭斜筋と頭最長筋の間までOAを露出する。
d：OAは切断せず皮切の端に寄せて開頭する。

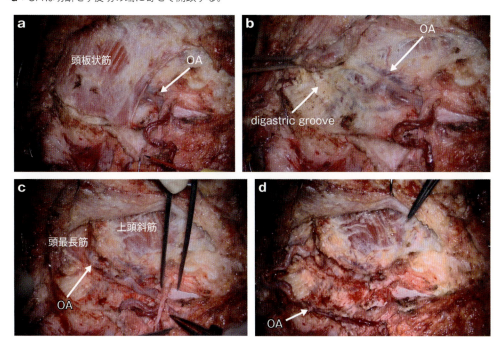

とによってOAの大半を同定できる。バイパスで使用するOAの長さは，digastric grooveより約7cmで十分である。

OAの剥離は頭板状筋の正確な分離がポイントであるが，胸鎖乳突筋と頭板状筋は筋腹の部分で区別がつかないことがあり，このためには胸鎖乳突筋を起始部の筋膜から正確に露出していくことがよい。この筋膜はより浅部にあり白いのでわかりやすいためである。

さらに上頭斜筋と頭最長筋の間まで追跡しOAをフリーにし，この時点では切断することなく外側の皮膚側に寄せておく。

3 開頭と硬膜切開 図5

開頭は，後頭骨正中で大孔を広く開放（後半1/2〜1/3は開放される），ここからoccipital condyleの直前まで外側に広げる。開頭外側縁はsigmoid sinusが露出するまで可能である。

特に頭部を患側にrotationさせる場合はC1の上縁を走行する椎骨動脈の損傷を避けるため，後頭下筋群，項筋群の剥離は，正中から行うようにする。頭側と頸椎側の両方から剥離を進め，C1と後頭骨の間の硬膜の露出は最後に行う。頸椎側では，正中でC2の棘突起が触れるので，これをlandmarkにしてC2，C1の椎弓を剥離して露出する。C1の椎弓は，頭部のrotationによって，C2に対して回転しており（C1と後頭骨の間はほとんど回転していない），まずC1の正中の棘突起を触れてから椎弓を外側へ露出していくと，比較的容易に椎骨動脈がC1上縁の硬膜外で確保できる。このような手順で行うと，椎骨動脈を損傷することはない。

通常occipital condyleは削除しないが，削除する必要があるときは，C1のhemilaminectomyを施行して椎骨動脈に可動性を持たせてからのほうがやりやすい。

術者は基本的に患者の正中頭側に位置するが状況により左右に移動する。

このアプローチは，肩が邪魔にならず視野が大きくとれる。減圧開頭やバイパスに対応できる。くも膜下出血（subarachnoid hemorrhage；SAH）の場合で厚い凝血塊に覆われて

図5 皮切と開頭
Ⓐ：通常の皮切。Ⓑ：開頭範囲を大きくしたいとき。

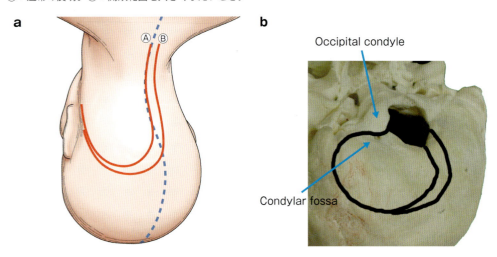

いてもdisorientationに陥らず，椎骨動脈が確実に硬膜貫通部から確保できる，などの利点がある。

4　硬膜内操作とマイクロ術野 図6

　以下，trapping + OA-PICA bypassを施行した68歳，未破裂非血栓化大型右椎骨動脈瘤(21mm)の実例(Case1)に基づいて解説する。

case1：未破裂非血栓化大型右椎骨動脈瘤 図6

　MRIでは動脈瘤により延髄が圧迫され変形している 図6a 。動脈瘤は頭側を向いており，PICAは動脈瘤より分枝している 図6b, c 。遠位VAはやや正中を越えている。術野viewによるシミュレーションで，もし遠位VAの確保ができるとしたら，延髄の外側のスペースから矢印の方向にVAの腹側に沿って進入する経路だと予測した 図6d 。

　硬膜は頭頂側を基部にしてU字に切開し，C1側の硬膜はC1 laminaに強く押し付けるようにする 図6e 。こうすることによってcisterna magnaを開放するだけで，VAを硬膜貫通部で確認できる。次に，小脳扁桃下端を延髄に沿って，上方正中寄りに軽く牽引するとさらに椎骨動脈の遠位部と，延髄の表面でPICAのcaudal loopが近接した位置で確保できる 図6f 。OA-PICA吻合を行う場合は，この部分で行う。側臥位ではPICAもVAも深い術野となるが，腹臥位による場合は開放的な広い術野となり，OA-PICA bypassとVAクリップが近接した位置で可能である。

　近位部の椎骨動脈をここで確保し，少しずつ小脳扁桃の牽引を増しながら椎骨動脈を遠位にたどり動脈瘤，PICA起始部を確認する。PICAの近位部から延髄への穿通枝があるかどうかをチェックする 図6g 。VAの大型・巨大動脈瘤の場合，血栓化していることも多く，成因による種類(非血栓化，血栓化，解離)などにより向き，延髄との関係がさまざまである。また，PICAが動脈瘤から起始していることが多い。しかし，基本的に近位VA，動脈瘤起始部，PICA caudal loopの見え方はほぼ同一であり，近位VA閉塞，OA-PICA bypassの準備はこれで整う。

　このケースではシミュレーション通りに，低位脳神経に触れることもなく，延髄外側より遠位VAが確保できたのでtrappingが可能と判断した 図6h 。

5 OA-PICA bypass と trapping

　このアプローチでは PICA の caudal loop はほぼ同一視野内にある。OA との吻合は延髄の直上の部分で行うと，PICA が水平に走行し，奥行きがないのでやりやすい。遠位 VA を閉塞せず，近位 VA 閉塞と OA-PICA bypass を施行する場合は，バイパスは視野の妨げ

図6　未破裂非血栓化大型右椎骨動脈瘤（21 mm）の実例
68F，Right VA giant AN，21 mm：trapping ＋ OA-PICA bypass。
a：
b：
c：
d：Surgical view。VA を近位から追っていく。
e：硬膜切開と術野。硬膜は逆 U 字に切開し，C1 側は C1 lamina に押し付けるようにする。
f：術野展開。Cisterna magna を開放し，小脳扁桃下端を延髄に沿って，上方正中よりに軽く牽引すると硬膜貫通部からの椎骨動脈と延髄の表面で PICA の caudal loop が近接した位置で確保できる。
g：PICA を動脈瘤からの起始部より観察し延髄への穿通枝の有無を確認する。
h：顕微鏡の視軸を調整し，延髄外側から遠位 VA をシミュレーション通りに確保することができた。
i：このケースでは（バイパスが術野の妨げになると判断し），先にまず VA での動脈瘤 trapping を施行した。➡はバイパス施行予定部位。
j：バイパスは広く浅い術野で行うことができる。
k：最終術野。
l：最終術野（拡大）。＊は3本のクリップ。
m：＊は trapping で使用した3本のクリップ。

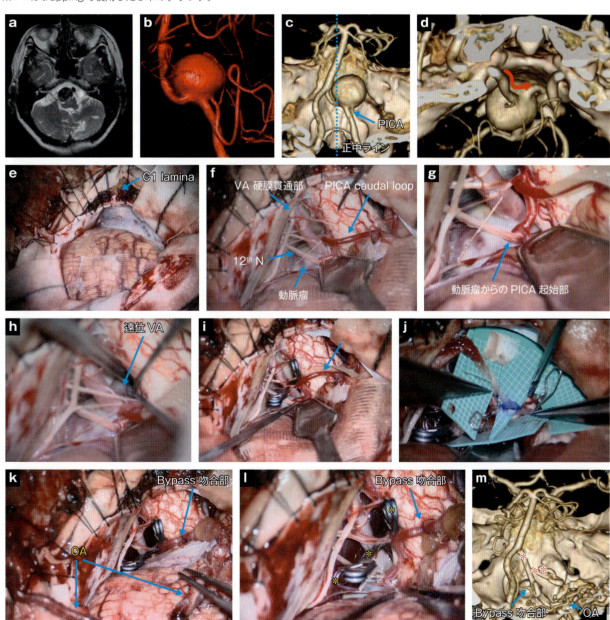

にはならないので，OA-PICA bypassをまず行う場合が多いが，このケースではバイパスを先に施行すると遠位VAクリップの術野の妨げになると判断し，先にtrappingを施行した後OA-PICA bypassを施行した．術野が深くピンポイントになる遠位VAクリップを先に行い，次に動脈瘤直前で近位VA閉塞を施行した 図6i．さらにPICA近位部に穿通枝がないことを確認して動脈瘤直後でPICAクリップを施行してtrappingを完成させ，次にOA-PICA bypassを施行した 図6j, k, l．OA-PICA bypassを施行する際にPICAの吻合部位をtrapするのでPICAにはクリップがかかっているが，最終的なPICAの閉塞位置は，PICA近位部から延髄への穿通枝が出ている場合，穿通枝の位置から動脈瘤側として穿通枝への血流はバイパス側から供給されるようにする．術後CTA画像を示す 図6m．このケースはMRIも梗塞像など認めず術後10日で退院した．

6 Proximal clip？or trap？

大型動脈瘤の場合，動脈瘤が視野の妨げになって遠位端VA，動脈瘤以遠のVAの穿通枝は確認しづらい場合が多いが，条件がそろった場合には無理なく遠位端VA確認できることがある．Proximal clipにとどめた例と，trapping＋血栓除去を施行した例を紹介する．

・Case2：部分血栓化右椎骨動脈大型瘤 図7

このケースは，数年で進行性に増大し，15.2mmとなった36歳男性の部分血栓化右椎骨動脈大型瘤である．

無症状でMRI上延髄の軽度の圧迫を認めた 図7a．PICAは動脈瘤よりかなり近位のVAから分枝していた．術前の画像シミュレーションでも，遠位VAは正中を越えており，遠位端VAの確保はしない方針であった 図7b．部分血栓化動脈瘤の血栓部分を含めた描出はfusion画像が有用である 図7c．実際の手術でも，動脈瘤と延髄が妨げになり遠位VAは視認できなかった 図7d し，その必要もないと判断した．近位VAのクリップ閉塞部位は穿通枝の位置を確認し，動脈瘤とその直前の穿通枝からわずかに近位である図の位置とした 図7e．術後のCTA 図7f，DSA 図7g, h を示す．盲端化となった動脈瘤は描出されず，術後MRIも梗塞などの問題もなく，経過良好で自宅退院した．

・Case 3：23mmとなった部分血栓化右椎骨動脈大型瘤 図8

このケースは，進行性に増大し，23mmとなった部分血栓化右椎骨動脈大型瘤である．

無症状でMRI上延髄の著明な圧迫を認めた 図8a．術前CTAでは遠位VAはCase 2のように正中を越えていることはなく同側であった 図8b．実際の手術では菲薄化した延髄の脇から動脈瘤の一部分が露出しており，正中側から小脳扁桃を牽引することにより，低位脳神経に触らずピンポイントで遠位VAを確保できたため 図8c 近位，遠位VAでtrappingを施行した．動脈瘤切開の後，超音波メスで血栓除去を行ったが動脈瘤内部からのoozingを認めた．動脈瘤を延髄と剥離すると，極細いPICAを認め，ここからのback flowによるoozingであった．このPICAにもクリップをかけてtrappingを完成させた 図8d, e．術後MRIも梗塞などの問題もなく，経過良好で8日目に退院した．

図7 部分血栓化右椎骨動脈大型瘤(15.2mm)の実例

36M, 近位VA 閉塞。
a：
b：
c：
d：術野展開。cisterna magnaを開放し小脳扁桃を軽く牽引。
e：遠位VAは延髄と動脈瘤により確保困難と判断。穿通枝を観察し➡の位置でVAをクリップ閉塞した。
f：術後CTA。
g：術後DSA(右VAG)。
h：術後DSA(左VAG)。VA unionからのわずかな逆流(➡)を認める。

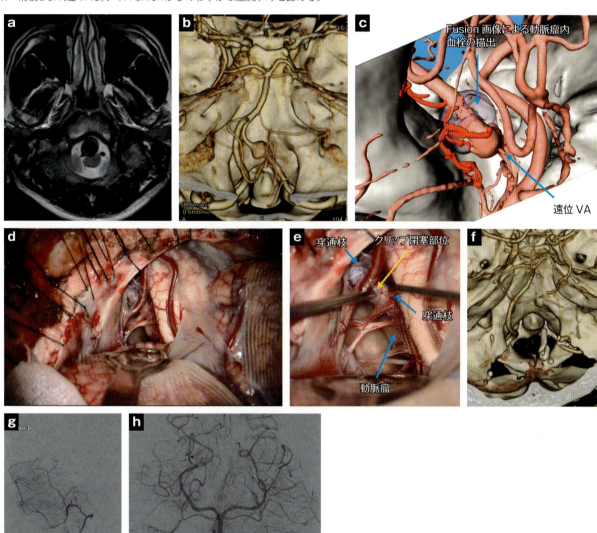

図8 部分血栓化右椎骨動脈大型瘤（23mm）の実例

54M，Rt VA thrombosed giant AN 23mm（無症状）：Trapping ＋ 血栓除去
a：
b：
c：著明に圧迫され菲薄化した延髄。
d：近位VA，遠位VA，（剥離途中で発見した細い）PICAの3カ所でtrappingを施行し，動脈瘤切開→血栓除去を施行。
e：術後CTA。術後8日で自宅退院：mRS 0

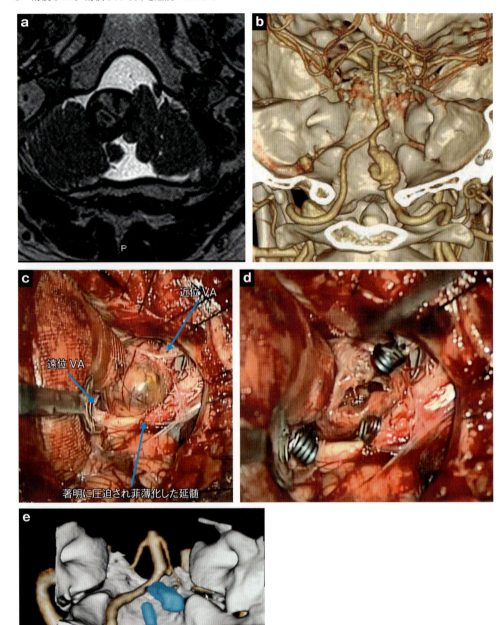

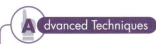

　近位VA閉塞の場合，遠位側に穿通枝や細いPICAなどが存在した場合，動脈瘤と穿通枝の位置関係によってはVA union側から動脈瘤経由で穿通枝にflow outする構造になる。一方trappingの場合は，動脈瘤は即座に治癒するが，その部分に穿通枝が含まれていた場合は必ず虚血に陥ることになる。

　近位VA閉塞では，盲端部分の穿通枝の血流が温存されるかという問題と，動脈瘤が血栓化して治癒するかという問題が残る。治癒については長期的縮小傾向を観察する必要がある。過去に自験例より解離性椎骨動脈瘤に対する開頭手術による治療的VA閉塞に対して約5％に穿通枝梗塞による運動失調，嚥下困難を生じたと報告したが[1]，大型・巨大椎骨動脈瘤に対して穿通枝に配慮した椎骨動脈近位クリップの著者の最近6年間のシリーズ7例では，全例で動脈瘤が長期血栓化縮小傾向しつつ，かつ，穿通枝領域の梗塞を生じないという結果であった。しかし，さらなる検証が必要とは考えている。

　運動失調や多少の嚥下困難傾向などの症候性のmass effectを呈した血栓化大型・巨大動脈瘤に対してあくまでもtrappingと動脈瘤切開による血栓除去を目指すことは相当なリスクを覚悟することになる。遠位のVAの閉塞は，例えばコイルで施行したり，対側アプローチなども駆使してクリップすることなどが手段として考えられるが，これも実際は，相当なリスクを覚悟する必要がある。コイルによる遠位端の止血は，血栓除去時に対側VAの腔内からのoozingを見ることも多く止血困難となる可能性があり，また，手術による無理な遠位端確保は，低位脳神経を障害する可能性が高い。究極は，動脈瘤切開時に止血困難になったり，あるいは重度の嚥下困難をきたすリスクと，近位VA閉塞にとどめて動脈瘤盲端化と長期縮小傾向によるmass effectの軽減による改善を期待することのどちらを選択するかということになる。著者のシリーズでは延髄を著明に圧迫していた22mmの血栓化動脈瘤でも術後約半年で急激に縮小した例が存在した。著者は現段階では短絡的に是が非でもtrappingと血栓除去を行うというスタンスは見直すべきだと考えている

7 優位側VA閉塞

　解離性椎骨動脈瘤におけるVA閉塞で，著者らはVAの口径比2.06倍程度までの優位側が最大比であったがBAの虚血はきたさなかったと報告した[2]。しかし，未破裂大型・巨大椎骨動脈瘤でVA閉塞を念頭においた場合は，やはりバルーン閉塞試験（balloon test occlusion；BTO）を施行することが望ましい。耐性も判断できるし，側副路もチェックできる。また，対側VAが画像上hypoplasticでも，IC→Pcom A→P1→BAの経路の側副血行をチェックする必要がある。著者らのシリーズでは，対側VAがPICAからVA unionにかけてまったくflowを認めなかったケースでも，上記のICA側からの側副路による耐性を認めたケースで問題なく動脈瘤側VAのクリップ閉塞が可能であったケースが存在した。

文献

1) 水谷　徹：解離性椎骨動脈瘤の手術. J Clin Rehabil 2014; 23: 263-71.
2) Mizutani T, Aruga T, et al: Recurrent subarachnoid hemorrhage from untreated ruptured vertebrobasilar dissecting aneurysms. Neurosurgery 1995; 36: 905-13.

解離性椎骨動脈瘤の外科的治療

札幌禎心会病院脳神経外科　太田仲郎，谷川緑野

Summary

解離性椎骨動脈瘤はその発症，経過によってバイパスを併用した外科治療が必要な場合がある。しかしながら，後頭蓋窩頭蓋底の知識，バイパスを含めた高度な顕微鏡下操作が必要であり治療は決して容易ではない。頻度は多くはないが日常診療で遭遇する可能性が高い疾患であり，確実に治療が行えるようにしなければならない。解離性椎骨動脈瘤に対するバイパスを含めた外科治療について詳述する。

Outline

解離性椎骨動脈瘤には急性型と慢性型の解離があり，厳密にはその病態が異なる。臨床現場では，頭痛，脳幹梗塞，小脳梗塞，くも膜下出血やmass effect，動脈瘤からのA to A塞栓症などで遭遇することになる。

解離性動脈瘤の病態

頭痛，くも膜下出血や脳梗塞で発症する急性型は，内弾性板の急激な断裂によって血液が中膜平滑筋層に流入することで発生する[1]。血液が流入する層によって，外膜下まで及びさらに外膜が破綻すればくも膜下出血となり，一方でより浅い内弾性板に近い層に流入する場合には正常血管腔が狭小化し脳梗塞をきたす。慢性型は内弾性板が長期の間に断片化して力学的な強度を失い，その内側に徐々に代償性の肥厚内膜が形成，この肥厚内膜がさらに断裂してできた解離腔に血栓化が生じ，血栓の退縮，血液流入を繰り返して増大しmass effectを生じたり，くも膜下出血を生じたりする[2]。

手術適応

われわれの手術適応は以下の通りである。
急性型解離：くも膜下出血，偽性動脈瘤形成を疑うような形状不整，経過観察での進行性増大
慢性型解離：くも膜下出血，mass effect，進行性の増大，A to A塞栓症，部分血栓化動脈瘤

手術戦略

- 非くも膜下出血例での解離性脳動脈瘤は，原則proximal clippingで根治可能である。
- くも膜下出血例では，trappingを治療目標とする。
- 非破裂例では，瘤を盲端化させflow outがない状態にすることで血栓化させる。破裂例においては，entryを閉塞させるproximal clippingでも問題ない可能性が高いが，まれにre-entryの存在も報告されており，proximal clipping後に逆行性血流で再出血するリスクがあるため少なくとも破裂点を含むtrappingが望ましい。

- 動脈瘤を盲端化させるためには，後下小脳動脈（posterior inferior cerebellar artery；PICA）が解離病変のどこから起始しているかがポイントとなる。Proximal clipping後にPICAがflow outとなり盲端化できない場合には，後頭動脈（occipital artery；OA）-PICA bypassを置いてPICA起始部を遮断することになる。Trapping範囲にPICAが含まれる場合には，これをOA-PICA bypassにて再建する。
- Mass effectで発症するような症例では，可能であれば完全にtrappingし瘤の内減圧を行う。なぜなら，この状態になった動脈瘤はもはや単純な解離の病態ではなく，外膜へ発達したvasa-vasorumが周囲から血液を引き込み，これが出血，増大の原因となる。そのため，完全に血流を遮断するopen surgeryによるtrappingでないと増大を抑えられないことがある。また，動脈瘤遮断後に急激な血栓化によってmass effectが増大し，神経症状が悪化することも経験されるため，内減圧が可能であれば望ましい。
- 椎骨動脈が強く蛇行し病側からのアプローチでは椎骨動脈瘤の遠位確保ができない場合は，両側V3確保しての対側アプローチも考慮する[3]。
- まれに両側椎骨動脈解離性動脈瘤症例が存在する。この場合，単純に片側椎骨動脈を遮断すると対側のhemodynamic stressが増大し，残存動脈瘤が増大や破裂をきたすことが報告されている。
- そのため，両側例では1側目の治療が最も重要であり，1側目の治療でtrapping，動脈瘤切除の後にV3-radial artery graft（RAG）-V4 bypassなどで椎骨動脈を再建することで反対側はhemodynamic stressの増大もなく，2側目の治療までにゆっくり時間をおくことができ，次はproximal clippingで容易に治療可能となる[4]。

手技のステップ
1. 体位と皮膚切開デザイン
2. 後頭下筋群のlayer by layer dissection
3. transcondylar fossa approach
4. 硬膜内操作
5. OA-PICA bypass
6. V3-橈骨動脈（radial artery graft；RAG）-V4 bypass
7. 閉創のポイント

手術手技

1 体位と皮膚切開デザイン

体位は病側を上にしたpark bench positionとする 図1 。椎骨動脈瘤の手術においては，顔面をできるだけ地面に対して水平にするのが望ましい。患者の頸の太さや可動性などによって制限されることもある。反対側の頸静脈は，頸部の屈曲で圧迫されないように拳が一つ入る程度に余裕を持たせる。

皮膚切開前に体表解剖でlandmarkを確認する。ラムダ縫合，頭頂乳突縫合，後頭乳突縫合と，その合流点であるasterionを確認する。さらに体表からドップラーを用いてOAの走行を確認し，これを含むL字の皮膚切開をデザインする。外側においてはdigastolic grooveの位置を通り，少なくともC2棘突起の高さまで下ろす。ただ，尾側方向の皮切は症例の筋肉や脂肪層の厚さにもよるため，後で追加可能なようにしておく。

図1 park bench positionと皮膚切開

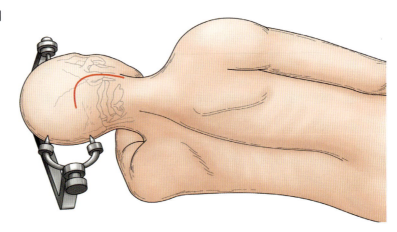

2 後頭下筋群のlayer by layer dissection

　椎骨動脈解離性動脈瘤の手術においてはOAをドナー血管にしたバイパスが有効であり，そのためには後頭下筋群の解剖を熟知しこれをlayer by layerに剥離しなければならない[5] 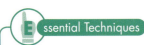。また，layer by layerのdissectionを行うことで椎骨動脈V3部が容易に確保でき，そこからcondylar fossaのドリリング，さらにはバイパスを行う際に浅く広い術野が形成されるため非常に重要なアプローチの過程である。

　後頭下筋群は3層の筋群から構成される。第1層は胸鎖乳突筋，僧帽筋，後頭筋，第2層は頭板状筋，頭最長筋，頭半棘筋，第3層は上頭斜筋，下頭斜筋，大後頭直筋，小後頭直筋からなる。これら筋群は原則停止部の骨から腱ごと剥離し，その起始方向（筋線維方向）に翻転していく。閉創の際には元あった停止部の骨に縫い付けるようにする。最初の皮膚切開でOAを後頭筋の上の層（皮下層）で確保し，徐々に中枢へ剥離することになる。この後頭筋を骨側に残すことが閉頭の際に重要となる。

　第2層の筋群を翻転し，第3層の上で内部の構造を保護するように存在する脂肪層を除去すると後頭下三角が露出される。ここに椎骨動脈V3部が走行している。上頭斜筋，大小後頭直筋を翻転し後頭骨を完全に露出，またC1も露出することでさらにV3の位置の確認が容易となる。この時点で顕微鏡下に動脈性に拍動するV3の位置が確認できることとなる。V3は椎骨静脈叢に覆われており静脈の走行を見ながらていねいに凝固，切離しV3を露出する。この時点で後頭顆導出静脈の頭蓋外流出部も確認しこれを凝固切離する。

> **Essential Techniques**
>
> ### 後頭動脈の走行
> 後頭動脈はlayer by layer dissectionをstep by stepに行えば自ずと剥離される。まず後頭筋の直上を走行する皮下層部分を確保し，ここから徐々に中枢側に剥離していく。後頭筋の上の層を走行した後に，頭板状筋の内側縁からこの下の層を走行し，最後は頭最長筋の内側または外側を走行する。われわれの自験例では内側を走行するのが2/3，外側を走行するのが1/3の割合であった。

図2 後頭下筋群のlayer by layer dissection

a, b：皮下組織の下の層で皮弁を翻転する。同時に後頭動脈（occipital artery；OA）を確保する。
c：胸鎖乳突筋（sternocleidomastoid muscle；SMC）を外側に翻転。この際，頭板状筋（splenius capitis muscle）の外側端まで露出する。
d：頭板状筋を付着部の乳様突起および上項線から剥がし，尾側方向に翻転する。その下の層には後頭動脈が走行する。後頭動脈が頭最長筋（longissimus capitis muscle）の外側を走行することもあり注意が必要である。
e：後頭動脈を開存させたまま翻転させ，術野に干渉しないようにする。頭最長筋を尾側に，頭半棘筋（semispinalis capitis muscle）を内側に翻転する。その後脂肪組織を除去すると後頭下三角が露出される。
f：上頭斜筋（superior capitis oblique muscle）をC1外側塊方向に大後頭直筋（rectus capitis posterior major muscle）を尾側に翻転する。さらに顎二腹筋（digastric muscle）を外側に翻転する。後頭筋（occipital muscle）はアステリオン（asterion）が露出するまで剥離，翻転する。これで必要な後頭骨が完全に露出される。バーホールはasterion，digastolic grooveのやや内側，convexityに置く。

後耳介筋（posterior auricular muscle）
下頭斜筋（inferior capitis oblique muscle）

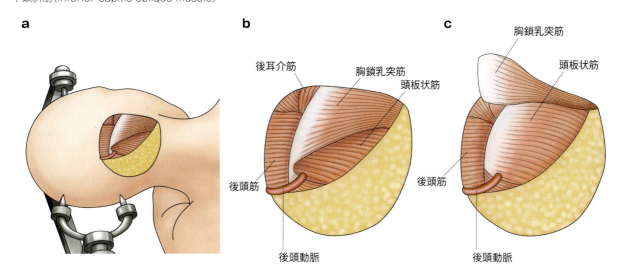

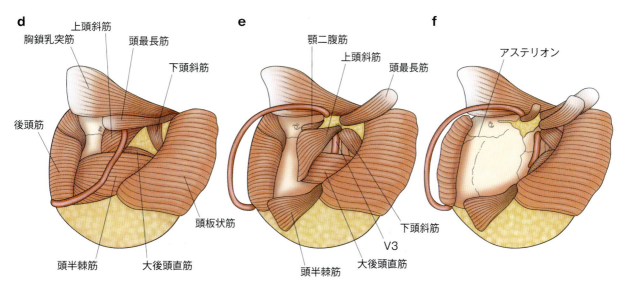

Essential Techniques

筋肉の起始・停止と支配神経

- 頭板状筋は頸椎棘突起（C3-T3）から起始し，上項線から乳様突起まで広く停止する。支配神経はC3-T3脊髄神経後枝である。
- 頭最長筋はC3-T3の横突起から起始し，乳様突起の背側縁に停止する。支配神経はC3-T3脊髄神経の後枝である。
- 頭半棘筋はT7-C3の横突起から起始し，後頭鱗（最上項線と上項線の間）に停止する。支配神経はT7-C3脊髄神経の後枝である。
- 上頭斜筋はC1横突起の後結節から起始し，下項線の外側1/3に停止する。
- 下頭斜筋はC2棘突起から起始し，C1横突起後縁に停止する。
- 大後頭直筋はC2棘突起から起始し，下項線中央1/3に停止する。
- 小後頭直筋はC2後弓の後結節から起始し，下項線内側1/3に停止する。
- 第3層の筋肉はすべて後頭下神経（C1の後枝）が支配神経である。

3 Transcondylar fossa approach

　後頭下筋群の剥離が終了したら開頭に移る。Asterion, digastolic grooveのやや内側，cerebellar convexityにバーホールを開け，ていねいに剥離し開頭する。Asterionはtransvers-sigmoid junctionの位置の重要なlandmarkであり，術前に位置を確認しておく 図3 。この時点での開頭の目的は骨のドリリング範囲をできるだけ少なくすることであり，必要な解剖学的landmarkすべてを露出することではない。特に気をつけるべきは外側のS状静脈洞の損傷であり，そのためバーホールの位置および後頭乳突縫合近傍から導出する乳突導出静脈の位置や大きさを確認し作業を行う。骨切りでS状静脈洞から流出直後の乳突導出静脈を切ると，根元から抜けてS状静脈洞に大穴が開くことがあるので注意が必要である。また，尾側で骨切りが入りにくい場合や硬膜が癒着している場合には，ていねいにドリリング（suboccipital groove drilling）で骨をegg shell状に薄くして開頭するのが安全である。

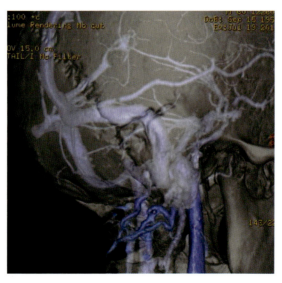

図3 asterionの位置と横－S状静脈洞

次にドリリングにて必要な解剖学的landmarkを露出していく 。横静脈洞，S状静脈洞をていねいにegg shell状に露出，尾側方向に移り大孔が開放されるまでドリリングし，ここから外側へと広げていく。ここで後頭顆導出静脈がcondylar fossa内を走行するためていねいに静脈壁を確保，剥離し全周性に露出，バイポーラーで凝固し徐々に中枢側へ剥離，ドリリングを進めていく。後頭顆導出静脈は一般的には頚静脈球またはその近傍から流出する。つまり，必要な術野である頚静脈結節のドリリングのためには必ずその流出部まで剥離を進める必要がある。ドリリングは大孔部から徐々に外側に進め，marginal sinus，そしてそこから連続する舌下神経管内のanterior condylar emissary veinのblue lineを確認する。舌下神経管より頭側方向の骨が頚静脈結節でありこれを可及的に削除する。

Essential Techniques

術前にasterionと横静脈洞，S状静脈洞，transvers-sigmoid junctionの位置関係を確認してから開頭する。基本的には横静脈洞は平坦であり隆起は認めないためこの直上にバーホールを開けても問題ないが，S状静脈洞は隆起しており絶対にこの近傍にバーホールを開けてはならない。開頭の後にていねいにドリリングで露出することになる。

Advanced Techniques

後頭顆導出静脈は多くの微小解剖バリエーションがある。S状静脈洞(sigmoid sinus；SS)，頚静脈球(jugular bulb；JB)，anterior condylar emissary vein(ACEV)，後頭静脈洞(occipital sinus；OS)から流出するものや，さらにはこれらの組み合わせがあり自験例(52例104側)ではそれぞれSS；31.7%，JB；40.3%，ACEV；8%，OS；1%でありmarginal sinusとJB，anterior condylar veinとJBの両者から導出するものもそれぞれ1%ずつに認めた[6]。CTV(CT Venography)で確認が可能であり，安全なアプローチのためには術前に確認する必要がある。

図4 開頭とtranscondylar fossa approach

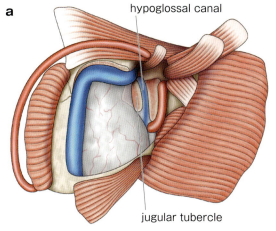
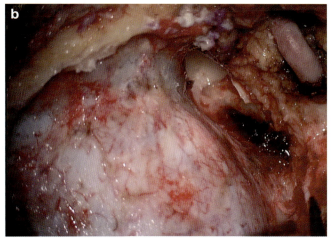

4 硬膜内操作

後頭蓋窩は圧が高いため，硬膜切開ではまずcisterna magnaを開放し髄液を排出する。硬膜は舌下神経管およびtransvers-sigmoid junctionに向かって内側凸となるようなV字の硬膜切開をデザインし翻転する。小脳半球を脳べらにて下方から持ち上げるようにしながら，Ⅸ，Ⅹ，Ⅺと小脳をつなぐ細かいarachnoid trabeculaeを切り，下位脳神経へかかる牽引を減弱するようにする。その後適宜PICAへのバイパスや動脈瘤のトラッピング，クリッピングを行う。

5 OA-PICA bypass

PICAは一般的にはⅦ，ⅧとⅨの間で小脳扁桃下縁を走行し（lateral medullary segment），その後内側上方へ走行する（posterior medullary segment）。OA-PICA bypassのrecipientとなる部はこの2つのsegmentであり，よく観察しながら細かいarachnoid trabeculaeを切離しPICAを可能な限り遊離させ，延髄や小脳への細動脈が遮断範囲に入らないような場所を選択する。

吻合部位を決定したら，シリコンラバーシートをrecipientの下に挿入しさらにその下に湿潤させたGelfoam®を入れることでラバーシートごと可能な限りrecipientを持ち上げ，固定する。こうすることで吻合部位を浅くすることができる 図5 。

図5 OA-PICAバイパスの準備
a：recipient血管の下にラバーシートを挿入し，Gelfoam®を敷き込み固定する。下方には排水チューブを設置する。
b, c：donor血管は60°にカットし，同じ距離切り上がる。
d：heel，toe部にstay sutureを置く。

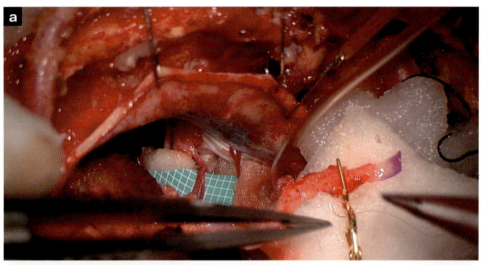

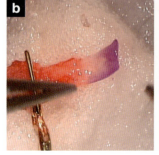 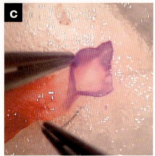 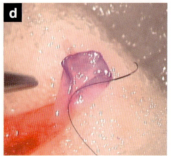

次に排水の準備を行う。吻合操作中に髄液が浸入すると毛細管現象により糸が掴みにくくなり，操作に時間を要してしまう。われわれは新生児用の5Frの栄養チューブに吸引システムを接続し用いている。術野の最も低い位置で吻合操作の邪魔にならない場所にこれを留置，吸引によって脳神経などが吸引されないようこの栄養チューブの周囲にBEMSHEETS™を置き，綿花越しに吸引する。吻合部に水をかけてみてこれが速やかに吸引され，排水システムが機能していることを確認する。

OAは遠位端で切離し，出血させ閉塞がないことを確認した後にこの端からヘパリン生食を注入する。OAは顎二腹筋部より中枢側で分枝がほとんどないため遮断中の血栓化を防ぐために，助手にtemporary clipを準備させ，ヘパリンを圧注しながらOA起始部までヘパリンで満たされるようにしながらtemporary clipをかけるようにする。OAの長さを調整し余分な部分は切離し適切な長さにした後に，断端を60°にトリミングし同じ距離を切り上がるfish mouse trimmingを行う。動脈周囲の結合組織は可能な限りていねいに除去する。その後10-0，もしくは9-0 sutureにてtoeとheel側にstay sutureを置く。

持ち込んだOAの径に合わせてPICAのarteriostomyの距離を決定し，ピオクタニンでマーキングする。準備ができた段階で遮断中の虚血を最小限にするために体血圧を上げるようにし，遮断，吻合操作を行う。

吻合操作は，まずstay sutureの2カ所を吻合，その後はintermittent sutureで片側6〜8針ほど吻合する。吻合では動脈壁が外反し内膜同士が接するように心がける。吻合操作が終了したら遮断を解除し，ドップラーを用いてまずPICAの順行性血流があることを確認，次にOAを開放，PICA起始部を遮断しOAから血流がPICAへ流れることを確認する。ドップラーだけでなくICG(indocyanin green angiography)でも確認する。バイパスが完成したら動脈瘤のtrappingを行う。

6 V3-RAG-V4 bypass 図7, 8

V3-RAG-V4 bypassを行うには，まず術前に動脈瘤遠位の正常V4がどこに位置しているかを確認する。外側にあるほど容易となり正中に近いほど再建は困難となる 図6。また，V3-RAG-V4は遮断時間が長くなるため，対側の椎骨動脈の血流がある状態でなければ不可能である。再建はⅩ脳神経の尾側，もしくはⅪとⅦの間で行うこととなる。

再建を計画したら，前述のステップにて動脈瘤を確認し動脈瘤より遠位のV4を確保する。Temporary clipが入る位置，吻合操作に必要な距離をていねいに確認，もし遮断範囲に前脊髄動脈含め脳幹への小動脈が分岐している場合は再建を断念せざるをえない。それらがなければ再建に移る。trapping範囲からPICAが流出するようならまずOA-PICA bypassを先行させ，次に動脈瘤をtrapping，切除する。切除したら遠位V4の断端の下に

図6 術前CTAでの再建側の評価
両側解離性動脈瘤の症例。右側に全体が偏倚しており右V4の動脈瘤遠位はjugular foramenより尾側にあるのが確認される。右の椎骨動脈再建が可能と考えられた。

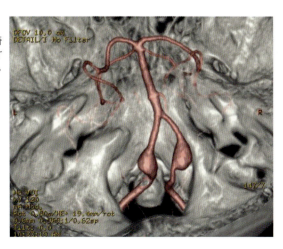

図7 橈骨動脈グラフトーV4吻合

a：動脈瘤を切除。遠位V4はIX脳神経とⅦの間に確認される。
b：断端をトリミングする。
c：橈骨動脈グラフトを持ち込む。下にGelfoam®を敷きこむことで開口部をこちら側に向け吻合しやすい状況を作る。
d：吻合操作が終わったら橈骨動脈グラフトのもう一方の端からヘパリン生食を圧注し漏れがないことを確認する。

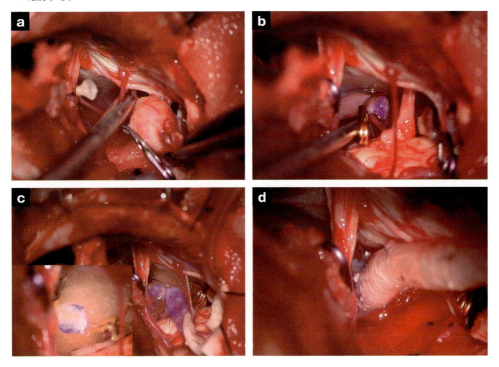

図8 橈骨動脈グラフトーV3吻合

a：V3に吻合すべく橈骨動脈グラフトの長さ，向きを調整する。
b：V3の開口部は大きくとる。
c：端-側吻合を行う。
d：遮断を解除し，椎骨動脈再建を完了する。

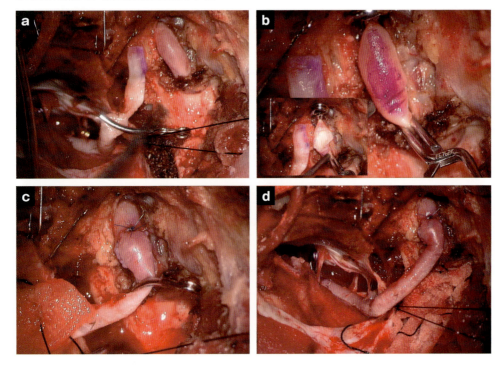

ラバーシートを挿入し，その下に湿潤したGelfoam®を可能な限り挿入し挙上する．吻合の開口部と正対でき，さらに術野をできるだけ浅くすることが重要である．OA-PICA bypassと同様に排水システムを準備したらRAGを持ち込み，端端吻合を行う．対側椎骨動脈が脳底動脈系に血流供給するため遮断時間にとらわれずていねいに吻合操作を行う．吻合操作が終了したらヘパリン生食をRAGの対側から圧注しリークがないことを確認する．ヘパリン生食ではどうしても漏れる場合があるので，採血した血液を注入しその後ヘパリン生食で洗浄するのも有用である．

RAG-V4の吻合が終了したら頭蓋外V3に向けてRAGの長さやねじれを調節し，RAGとV3を端側で吻合操作を行う．こちらはRAG断端をfish mouse trimmingしV3を遮断，V3は壁が厚いため線状のarteriostomyではなく血管パンチを用いるか，開口部を楕円状に切り取ってここに吻合する．血管径が太いため連続縫合で構わない．吻合操作が終了したら遮断を解除しドップラー，ICGで椎骨動脈が再建できたことを確認する．

7 閉創のポイント

動脈瘤の処理，バイパスが完成したら閉創を行う．閉創のポイントは，(1)硬膜のwater tightの閉鎖，(2)mastoid air cellの閉鎖，(3)後頭下筋群を元に戻すことにある．

(1) 硬膜のwater tightの閉鎖

後頭蓋窩は圧がかかりやすく切開した硬膜をそのまま戻すとほぼ術後髄液漏となる．そのため，ある程度緊張が緩和されるように，われわれは上頭斜筋をその起始の環椎の横突起から外し，これを用いて硬膜にpatchを当てる方法を用いている．比較的厚い筋肉であること，上頭斜筋はmuscle dissectionの過程でその支配神経から分断されてしまうことから，戻しても萎縮して消失するだけだからである．上頭斜筋を用いることで，バイパスの貫通部も筋肉に切り込みを入れてそこを通し，わずかな間隙はFibrin glue + Gelfoam®，もしくはデュラウェーブ®を用いてwater tightに閉鎖が可能である．

(2) Mastoid air cellの閉鎖

Mastoid air cellは大部分の症例でドリリングの際に開放される．これは開頭のmuscle dissectionの際に採取した筋層間の脂肪組織を保存しておき，これをmastoid air cellの孔を塞ぐようにFibrin glueを用いて固着させる．これを忘れると髄液鼻漏となるため忘れてはならない．

(3) 後頭下筋群の閉鎖

剥離した後頭下筋群は可能な限りその停止部に戻すようにする．第3層の筋肉は再建が難しいが，特に重要なのは第2層の頭板状筋である．これがきちんと固定されていないと後に萎縮し美容的に問題となる．外側はその停止部である乳様突起体部の上方にある胸鎖乳突筋の腱に，内側は後頭筋に2-0ニューロロンなどで強く固定する．同様に頭半棘筋も後頭筋と，最後に胸鎖乳突筋も後頭筋と固定して閉創する．

●文献

1) Mizutani T, Kojima H, et al: Pathological mechanism and three-dimensional structure of cerebral dissecting aneurysms. J Neurosurg 2001; 94: 712-7.
2) Mizutani T: A fatal, chronically growing basilar artery: a new type of dissecting aneurysm. J Neurosurg 1996; 84: 962-71.
3) Ota N, Tanikawa R, et al: A contralateral transcondylar fossa approach with bilateral V3 segment exposure for repairing complex vertebral artery aneurysms: a technical case report. World Neurosurg 2017; 99: 340-7.
4) Ota N, Tanikawa R, et al: Radical treatment for bilateral vertebral artery dissecting aneurysms by reconstruction of the vertebral artery. J Neurosurg 2016; 125(4): 953-63.
5) Tanikawa R, Sugimura T, et al: 後頭蓋窩血行再建の基本手技とpitfall：OA-PICA anastomosisのための手術外科解剖. Jpn J Neurosurg 2008; 17: 587-95.
6) Ota N, Tanikawa R, et al: Surgical Microanatomy of the Posterior Condylar Emissary Vein and its Anatomical Variations for the Transcondylar Fossa Approach. Oper Neurosurg (Hagerstown) 2017; 13(3): 382-91.

シリーズ
わたしの手術記載

　「手術の記録をいかに残すか？」これは非常に重要な外科医のテーマであり，手術記載は外科医の魂ともいえる。これをいかに記載し，描画をするか？　ということについて，これまでしっかりとまとめられてこなかった。特に近年の電子カルテの普及や，簡便に写真やビデオ情報をコンピューター処理することが可能となり，多くの手術記載がデジタル化している。これは非常に便利でもある。しかし写真は一瞬の一コマであり，描画は線一本，色一つにも意味のある情報である。写真は受動的情報であり，描画は能動的情報であると信じている。描くという作業にも術者が重要と思っていることの集約，強調の意味があり，その作業のなかで手術の反省と深い記憶を生むと考える。

　手術は多くの電子機器を必要とする時代であるが，基本外科医の手一つで成し遂げられるきわめてアナログな作業である。それをいかに伝え，残すか？　その方法にはこれといった王道があるわけではない。そこで本シリーズでは日本（できれば世界）で手術の第一線で活躍されている先生方の手術描画や情報の残し方，記載や描画の重要と思っている点を挙げてもらう。読者には，それをサンプルとして，こんなやり方，あんな描き方がある，ここが重要なポイントだということを知り，自分なりの手術記載の方法を編み出してほしいと思っている。本シリーズが読者のためになることを祈っている。

「わたしの手術記載」シリーズ編集　森田明夫

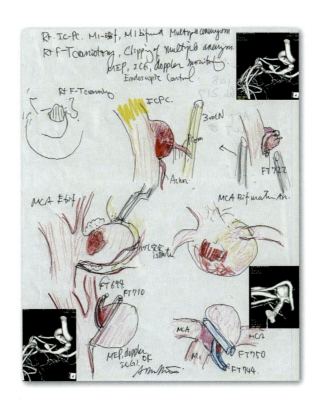

シリーズ わたしの手術記載 ①
増大傾向を示した未破裂内頸動脈瘤

長崎大学脳神経外科　出雲　剛

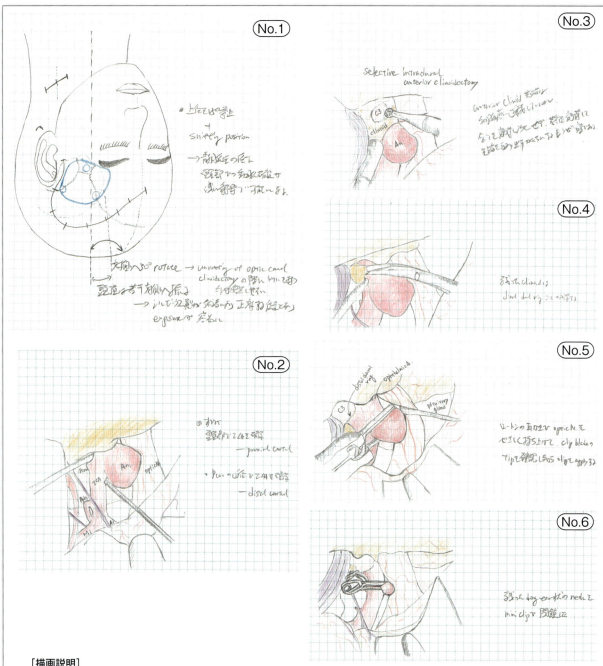

[描画説明]

- No.1　上体を15°挙上＋sniffing position→静脈圧の低下，頸部での動脈確保がより浅い術野で可能となる。
対側へ30°rotate→内頸動脈周囲を観察しやすい，optic canal の unroofing や clinoidectomy においてもドリルを持つ手が安定する。
頭頂は若干対側へ振る→シルビウス裂が術者に対してより正対することで exposure がやりやすい。
- No.2　すでに頸部で内頸動脈起始部を確保しており proximal control が可能な状態。さらに Pcom の近位で内頸動脈を確保することで distal control となる。
- No.3　selective intradural anterior clinoidectomy
Anterior clinoid process 先端は動脈瘤に近接しているので，すべてを削除しようとせずに基部を削除して先端を取り出すほうが安全である。
- No.4　残った clinoid は distal dural ring ごと切除する。
- No.5　ロートンの耳かきで視神経をやさしく持ち上げて clip blade の先端を確認しながらクリップを apply する。
- No.6　残った dog ear 状のネックを mini clip にて閉鎖した。

症例

19歳，女性。15歳時に頭痛精査で施行されたMRIで左C2部に2mm大の動脈瘤を指摘され経過観察されていた。今回のCTAで最大径6mmへの増大傾向を示したため，開頭クリッピング術の方針とした。

症例写真

術前

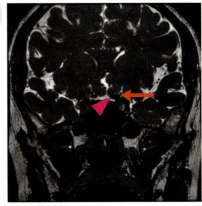
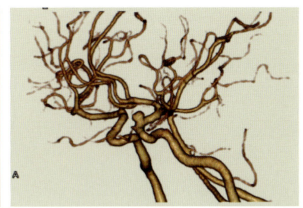

→：動脈瘤
▶：左視神経

術後

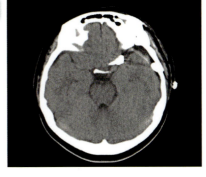
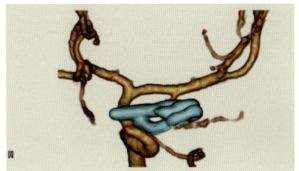

手術記載のコンセプト

手術記載の役割としては医療記録のみならず，教育のための材料でもあるべきと考える。よって，使用した医療材料（クリップの型番や材質，頭蓋形成用プレートなど）や術式を正確に記載することは当然として，技術的な点についても徹底的に言語化することで，後輩たちが同様の手術を手掛ける際のプランニングにも役立つよう心掛けている。そうすることにより，必然的に長文となってしまうため，描画内にその記載を盛り込むことは困難である。よって，手術所見記載はfile makerのファイルとして完成させ，描画内には特にその手術を安全確実に遂行するために後輩たちに伝えたい"tips"について盛り込むこととしている。また，そうすることで執刀医である自分が，術中どのように考えてその操作を行っていたのかを"記憶"として残しておくことが可能となり，それを検証することで自己研鑽にも役立つと考えている。

シリーズ わたしの手術記載 ②
血栓化した巨大右内頚動脈瘤

亀田総合病院脳神経外科　波出石弘

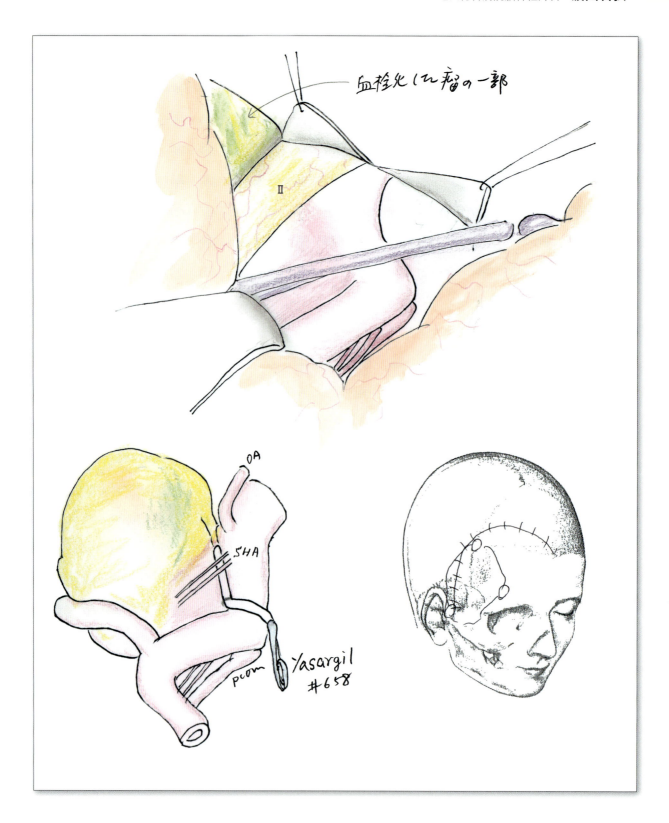

症例

65歳，男性。食欲不振と体重減少を主訴に入院し汎下垂体機能不全の診断。
血栓化した巨大右内頚動脈瘤を認めた。
右前頭側頭開頭，前床突起を切除して瘤のネックを確保し，Yasargil#658（Phynox）にてクリッピングした。術直後より食欲は回復し独歩退院した。内分泌負荷試験 図1 でも下垂体機能の改善が確認された。1年後のMRIで瘤の著明な縮小が確認された。

図1 内分泌負荷試験

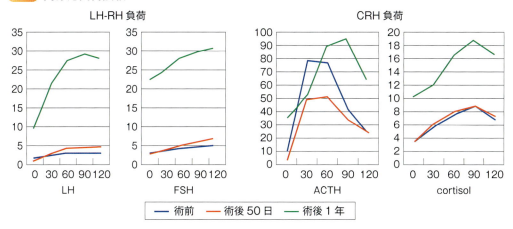

凡例：術前　術後50日　術後1年

症例写真

術前画像。血栓化した巨大右内頚動脈瘤が下垂体柄を後方に圧排している。

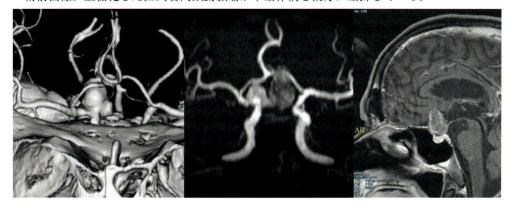

手術記載のコンセプト

・手術を見直すことで微小解剖の理解と手技の向上が期待される。
・他施設への紹介や再手術に備え，正確かつ簡便な記載が望まれる。
・体内に挿入・留置された機器の製品名と種類，ID番号は必ず記載する。
・個人の気付きや反省点はスケッチの裏面にメモするように残す。
・年代ごとではなく疾患別にまとめておくと，振り返りや次回術前準備に便利である。

スケッチについて

・皮切と開頭は必ず描画する。
・病態と手術が一目でわかるようにスケッチする。
・描画には時間をかけすぎず，労作・大作ではなく正確な描写が重要である。
・水彩用鉛筆と水彩筆（ぺんてるアクアッシュ）が便利である。

バックナンバーのご案内
Back Number

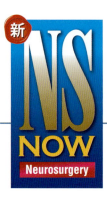

No.1
バイパス術のすべて ─次世代への技術の継承
編集：森田明夫／196ページ，2015年2月発行．
定価11,880円（8%税込）

No.2
若手脳神経外科医が経験したい手術アプローチ
─専門医としての第一歩
編集：伊達　勲／180ページ，2015年5月発行．
定価11,880円（8%税込）

No.3
基本開頭術と頭蓋底開頭術
─速く・美しい展開への道しるべ
編集：菊田健一郎／180ページ，2015年8月発行．
定価11,880円（8%税込）

No.4
脳・脊髄腫瘍摘出のための引き出し
─腫瘍摘出のコツとピットフォール
編集：森田明夫／224ページ，2015年11月発行．
定価11,880円（8%税込）

No.5
IからXIIまで　脳神経からみた脳神経外科手術
編集：伊達　勲／176ページ，2016年2月発行．
定価11,880円（8%税込）

No.6
痛みの手術 ─PAIN FREEへの扉
編集：菊田健一郎／152ページ，2016年5月発行．
定価11,880円（8%税込）

No.7
脳波判読の基礎と手術への応用
─脳波ギライを克服しよう！
編集：三國信啓／184ページ，2016年8月発行．
定価11,880円（8%税込）

No.8
脳神経外科手術のコンパス
─術中機能・画像情報モニタリングマニュアル
編集：森田明夫／216ページ，2016年11月発行．
定価11,880円（8%税込）

No.9
デバイスとITを使いこなす脳神経外科手術
─器具・機器を知ってテクニックに生かす
編集：伊達　勲／156ページ，2017年2月発行．
定価11,880円（8%税込）

No.10
脳動静脈奇形治療のこれまでとこれから
─脳神経外科のエベレスト登山
編集：菊田健一郎／200ページ，2017年5月発行．
定価11,880円（8%税込）

No.11
Advanced脳血管内治療
─一歩上の治療を目指して
編集：吉村紳一／192ページ，2017年8月発行．
定価11,880円（8%税込）

No.12
Minimally Invasive Surgery: Up date
─脳・神経・外科 低侵襲手術の今
編集：森田明夫／204ページ，2017年11月発行．
定価11,880円（8%税込）

No.13
脳室を征服する
─アプローチとテクニックの王道
編集：伊達　勲／156ページ，2018年2月発行．
定価11,880円（8%税込）

No.14
脳・脊髄外傷の治療
─外傷診療を再発見しよう
編集：菊田健一郎／160ページ，2018年5月発行．
定価11,880円（8%税込）

No.15
脳幹・脳深部の手術
─手術アプローチの基本と手術の考えかた
編集：斉藤延人／160ページ，2018年8月発行．
定価11,880円（8%税込）

No.16
Neurosurgical Re-Operations
─脳神経外科における再手術・再治療
編集：森田明夫／188ページ，2018年12月発行．
定価12,960円（8%税込）

■ **年間購読お申し込み・バックナンバー購入方法**

・年間購読およびバックナンバー申し込みの際は，最寄りの医書店または小社営業部へご注文ください。
・小社ホームページまたは本誌付属の綴じ込みハガキでもご注文いただけます。
　ホームページでは，本誌に紹介されていないバックナンバーの目次の詳細・サンプルページもご覧いただけます。

【お問い合わせ先／ホームページ】
株式会社メジカルビュー社　〒162-0845 東京都新宿区市谷本村町2-30　Tel：03（5228）2050
E-mail：eigyo@medicalview.co.jp（営業部）　URL：http://www.medicalview.co.jp

次号予告

2019年6月発売予定 18

Neurosurgical Controversies

担当編集　黒田　敏（富山大学医学部脳神経外科学教授）

- 前交通動脈瘤へのアプローチ　　　　　　　　　　石川達哉
- 前交通動脈瘤へのアプローチ　　　　　　　　　　大里俊明
- もやもや病に対する脳血行再建術　　　　　　　　成相　直
- もやもや病に対する脳血行再建術　　　　　　　　舟木健史
- 内頚動脈海綿静脈洞部巨大動脈瘤の治療　　　　　清水宏明
- 内頚動脈海綿静脈洞部巨大動脈瘤の治療　　　　　石井　暁
- 内頚動脈狭窄症の治療　　　　　　　　　　　　　飯原弘二
- 内頚動脈狭窄症の治療　　　　　　　　　　　　　秋岡直樹
- 内頚動脈狭窄症の治療　　　　　　　　　　　　　平野照之
- 治療困難な脳底動脈瘤の治療　　　　　　　　　　上山博康
- 治療困難な脳底動脈瘤の治療　　　　　　　　　　杉生憲志
- SM Grade 3の脳動静脈奇形の治療　　　　　　　栗田浩樹
- SM Grade 3の脳動静脈奇形の治療　　　　　　　長谷川俊典
- 頭蓋咽頭腫の外科治療　　　　　　　　　　　　　大畑建治
- 頭蓋咽頭腫の外科治療　　　　　　　　　　　　　辛　正廣
- 3cm以下の前庭神経鞘腫の治療　　　　　　　　　河野道宏
- 3cm以下の前庭神経鞘腫の治療　　　　　　　　　青山英史
- Eloquent area近傍のグリオーマの手術　　　　　中田　光
- Eloquent area近傍のグリオーマの手術　　　　　廣瀬雄一
- 脊髄dAVF/pAVFの治療　　　　　　　　　　　　飛騨一利
- 脊髄dAVF/pAVFの治療　　　　　　　　　　　　新見康成
- 脊髄脂肪腫の治療　　　　　　　　　　　　　　　赤井卓也
- 脊髄脂肪腫の治療　　　　　　　　　　　　　　　坂本博昭

＊項目は一部変更になる場合がございます。

新NS NOW No.17
脳動脈瘤
専門医になるための基本ポイント

2019年4月30日　第1版第1刷発行

■編集委員	森田明夫・伊達 勲・菊田健一郎
■担当編集委員	菊田健一郎　きくたけんいちろう
■発行者	三澤 岳
■発行所	株式会社メジカルビュー社 〒162-0845 東京都新宿区市谷本村町2-30 電話　03(5228)2050(代表) ホームページ http://www.medicalview.co.jp/
	営業部　FAX 03(5228)2059 E-mail eigyo@medicalview.co.jp
	編集部　FAX 03(5228)2062 E-mail ed@medicalview.co.jp
■印刷所	株式会社創英

ISBN 978-4-7583-1840-2　C3347

©MEDICAL VIEW, 2019. Printed in Japan

- 本書に掲載された著作物の複写・複製・転載・翻訳・データベースへの取り込みおよび送信（送信可能化権を含む）・上映・譲渡に関する許諾権は，（株）メジカルビュー社が保有しています．
- JCOPY〈出版者著作権管理機構 委託出版物〉
本書の無断複製は著作権法上での例外を除き禁じられています．複製される場合は，そのつど事前に，出版者著作権管理機構（電話 03-5244-5088，FAX 03-5244-5089，e-mail：info@jcopy.or.jp）の許諾を得てください．
- 本書をコピー，スキャン，デジタルデータ化するなどの複製を無許諾で行う行為は，著作権法上での限られた例外（「私的使用のための複製」など）を除き禁じられています．大学，病院，企業などにおいて，研究活動，診察を含み業務上使用する目的で上記の行為を行うことは私的使用には該当せず違法です．また私的使用のためであっても，代行業者等の第三者に依頼して上記の行為を行うことは違法となります．